ROMEON
VERLAG

Bachblüten-Ayurveda

Neuauflage, erschienen 3-2023

Text: Mechthild Scheffer
Umschlaggestaltung: Atelier Versen, Bad Aibling
Illustrationen der Blütenmotive: Andreas Roth
Alle anderen Illustrationen: Bernd Wiedemann, Krailing
Layout: Reinhard Soll
Redaktion und Satz: Ulrike Müller-Kaspar, Langenlois

ISBN: 978-3-96229-450-2

www.romeon-verlag.de

Bibliografische Information der Deutschen Nationalbibliothek:
Die Deutsche Nationalbibliothek verzeichnet diese Publikation in der Deutschen Nationalbibliografie; detaillierte bibliografische Daten sind im Internet über http://dnb.dnb.de abrufbar.

Mechthild Scheffer

Bachblüten-Ayurveda

Seelenharmonie
für die ganze Familie

Inhalt

Warum dieses Buch – und was es Ihnen bietet 4

1 Die Original Bachblütentherapie in Kürze 6

2 Ayurveda und Bachblüten 10

Das Menschenbild des Ayurveda 10

Die Elemente (Pancha Mahabhutas) 11

Die drei Doshas Vata, Pitta und Kapha als Lebensenergien 11

Die drei Gunas als geistige Energiequalitäten 12

Bachblütenunterstützung für Gunas und für Doshas 13

3 Die drei Doshas als Reaktionstypen GELB, ROT und BLAU 14

Drei elementare Lebensenergien 14

Der Reaktionstyp – unser energetisches Fahrzeug 15

Die Lebens- oder Reaktionsenergien – Dynamik und Qualität 17

Der Reaktionstyp ist angeboren 18

4 Vata – die GELB-Energie 22

Woran erkenne ich das Wirken der GELB-Energie im ausgeglichenen Zustand? 23

Unausgeglichene GELB-Energie 24

Wie reagiert man in unausgeglichener GELB-Energie? 25

Was bringt die GELB-Energie aus dem Gleichgewicht? 26

Wie kommt die GELB-Energie wieder ins Gleichgewicht? 27

5 Pitta – die ROT-Energie 28

Woran erkenne ich das Wirken der ROT-Energie im ausgeglichenen Zustand? 29

Unausgeglichene ROT-Energie 30

Wie reagiert man in unausgeglichener ROT-Energie? 31

Was bringt die ROT-Energie aus dem Gleichgewicht? 32

Wie kommt die ROT-Energie wieder ins Gleichgewicht? 33

6 Kapha – die BLAU-Energie 34

Woran erkenne ich das Wirken der BLAU-Energie im ausgeglichenen Zustand? 35

Unausgeglichene BLAU-Energie 36

Wie reagiert man in unausgeglichener BLAU-Energie? 37

Was bringt die BLAU-Energie aus dem Gleichgewicht? 38

Wie kommt die BLAU-Energie wieder ins Gleichgewicht? 39

7 So reagieren Vata, Pitta und Kapha auf- und miteinander 40

Die häufigsten Konstellationen 40

Kommunikation in ausgeglichener Reaktionsenergie 42

Kommunikation in unausgeglichener Reaktionsenergie 44

So bringen sich die Energien gegenseitig ins Gleichgewicht 46

8 Ermitteln Sie Ihren eigenen Reaktionstyp 48

Wie reagieren Sie normalerweise? 48

So füllen Sie den Fragebogen aus 49

Was sagt Ihnen Ihr Reaktionsprofil? 50

Reaktionsprofile im Dialog 52

9 Bachblüten-Unterstützung für die Reaktionstypen Vata, Pitta und Kapha 54

Das Reharmony-Programm 55

Wann ist eine Grundharmonisierung mit Reharmony besonders angezeigt? 59

Reharmony bei Kindern 60

Wann Reharmony, wann eine klassische Bachblütenmischung? 61

Praktische Hinweise 62

10 Die 38 Bachblüten für jeden Reaktionstyp 64

Anregungen für erfahrene Bachblüten-Anwender 65

Von Agrimony bis Willow 66

Anhang 106

Fragebogen zur Ermittlung des eigenen Reaktionsprofils 106

Auswertung des Fragebogens 112

Fragebogen zur Ermittlung der vorherrschenden Reaktionsenergie Ihres Kindes 113

Auswertung des Kinderfragebogens 118

Tabelle zur Ermittlung Ihrer aktuellen Reharmony®-Mischung 119

Verwendete und empfohlene Literatur 121

Literatur zur Original Bachblütentherapie 122

Über die Autorin 126

Adressen 127

Impressum 128

Warum dieses Buch – und was es Ihnen bietet

Seit ich mich erinnern kann, gilt mein Interesse der menschlichen Natur. Schon als Kind beobachtete ich fasziniert das unterschiedliche Verhalten verschiedener Erwachsener in gleichen Situationen und Konflikten. Ende der 70er-Jahre kam es zu meiner Begegnung mit den Bachbüten, die ja die Seelenzustände der menschlichen Natur beschreiben und harmonisieren. Auf diesem Gebiet liegt seither der Fokus meiner Interessen.

Bachblüten fügen sich nahezu nahtlos in das Menschenbild des Ayurveda ein..

Bei meiner ersten Indienreise 2000 lernte ich das Ayurveda und die Doshas Vata, Pitta und Kapha kennen. Bei Gesprächen mit Ayurveda-Ärzten auf weiteren Indienreisen erkannte ich, dass sich die Bachblütentherapie fast nahtlos in die Welt des Ayurveda einfügt, denn in beiden Systemen geht es im weitesten Sinne um das Wiederherstellen der Harmonie.

Die Schnittstelle zur Bachblütentherapie

Den Doshas Vata, Pitta oder Kapha und ihren Mischformen entsprechen in meiner Sprache der Bachbütentherapie die Reaktionstypen GELB, ROT und BLAU sowie die Mischformen ORANGE, VIOLETT und GRÜN. Wenn wir mit diesen konstitutionellen Kräften im Einklang sind, können wir in der Sprache des Ayurveda immer mehr in Sattva leben oder, um es mit Bach einfacher auszudrücken: unseren Lebensauftrag verwirklichen. Um diesen Einklang herzustellen, werden im Ayurveda unter anderem Meditation und Yoga praktiziert. Ich habe erkannt, dass dabei auch die Bachblüten eine wertvolle Unterstützung sein können. Darum geht es in diesem Buch.

Aber während Ayurveda den Menschen ganzheitlich in seiner körperlichen und geistig-seelischen Konstitution beschreibt und behandelt, konzentriere ich mich in diesem Buch nur auf die feinstoffliche Ebene der geistig-seelischen Reaktionen, also auf die Schnittstelle zur Bachblütentherapie.

Der Aufbau dieses Buches

In Kapitel 1 wird die Original Bachblütentherapie kurz dargestellt. In Kapitel 2 werden in Kurzform die für dieses Buch wissenswerten seelisch-geistigen und energetischen Aspekte des Ayurveda dargestellt. Wer mit dem Ayurveda nicht vertraut ist, wird hier ausdrücklich auf das Große Ayurveda-Buch von Dieter Scherer (siehe Seite 121) verwiesen.

In Kapitel 3 wird Grundsätzliches zu den Reaktionstypen Vata, Pitta und Kapha erklärt, die in den Kapiteln 4 bis 6 einzeln genauer vorgestellt werden.

Besonders hilfreich ist Kapitel 7, in welchem das Verhalten der Reaktionstypen Vata, Pitta und Kapha im Alltag beschrieben wird. Hier kann man sehr viel für den täglichen Umgang mit seinen Mitmenschen, Familienmitgliedern und Kollegen lernen. Dadurch fällt es leichter, mehr Toleranz und Verständnis für sie zu entwickeln. In Kapitel 8 erfahren Sie, wie Sie Ihr eigenes Reaktionsprofil ermitteln können.

Hilfreiche Fragebögen für Erwachsene und Kinder finden Sie im Anhang und im Internet unter www.reharmony.org.

In Kapitel 9 werden die von mir entwickelten Bachblütenmischungen (Reharmony) vorgestellt und ihre Anwendung genauer beschrieben.

In Kapitel 10 werden die 38 Bachblüten dann einzeln vorgestellt. Anschauliche Beispiele zeigen, in welchen Situationen sie – einzeln eingenommen – den Reaktionstypen Vata, Pitta und Kapha hilfreich sein können.

Hinweise und Situationen, in denen die Bachblüten für Kinder angezeigt sind, ergänzen die Blütenporträts.

1 Die Original Bachblütentherapie in Kürze

Die Original Bachblütentherapie, entstanden in den 30er-Jahren des vorigen Jahrhunderts, gilt heute als ein Klassiker der modernen Ganzheitsmedizin. Ihr Schöpfer, der englische Arzt und Philosoph Dr. Edward Bach (1886–1936), war ein Zeitgenosse von C. G. Jung und gilt heute als Vorläufer der modernen Psychosomatik. Bach proklamierte schon zu Anfang des letzten Jahrhunderts, dass Geist, Seele und Körper des Menschen eine Einheit sind und in ständiger Wechselbeziehung zueinander stehen. Er sagte, dass diese Ebenen bei einem gesunden Menschen in einem harmonischen Gleichgewicht schwingen. Seelische Krisen, Fehlschläge und Krankheiten entstehen, wenn dieses harmonische Gleichgewicht bei einem Menschen nachhaltig gestört ist.

Bereits zu Beginn des 20. Jahrhunderts entwickelte Bach einen Ansatz, der die moderne psychosomatische Medizin vorwegnahm.

»Geistige Missverständnisse« als Krankheitsursache

Vorboten oder Symptome dieser Gleichgewichtsstörung sind die von Bach definierten »38 disharmonischen Seelenzustände der menschlichen Natur«, wie z. B. ungeduldig zu sein, sich nicht entscheiden zu können, kopflos zu reagieren. Als tiefere Ursache der Störungen erkannte Bach die mangelnde Kenntnis und falsche Anwendung großer geistiger Gesetze – er sprach in diesem Zusammenhang von »geistigen Missverständnissen«.

Ein solches Missverständnis ist es z. B., wenn man es immer allen anderen recht machen will und Schwierigkeiten hat, Nein zu sagen – aus dem Gefühl heraus, anderen Menschen helfen zu müssen. Man ignoriert dabei häufig die eigenen Wünsche und Ziele und unterliegt dem Missverständnis, dass die Bedürfnisse anderer Menschen wichtiger seien als die eigenen. Wird dieses Missverständnis nicht korrigiert, kann die Fortsetzung eines solchen Verhaltens auf Dauer zum Ausgenutztwerden, zu Erschöpfung, Unzufriedenheit, ja schließlich auch zur Krankheit führen.

In jahrelanger Forschung fand Bach heraus, dass 38 wild wachsende Pflanzen und Bäume in Resonanz mit unserer Seelenebene treten können. Er nannte sie »the happy fellows of the plant world«. So tritt im Bachblütensystem z. B. die Eiche (Oak) in Resonanz mit unserem Seelenpotenzial der Ausdauer. Von diesen Pflanzen verwendete Bach nur die Blüten im höchsten Reifestadium. Die Original Bachblüten werden größtenteils heute noch an den von Edward Bach festgelegten englischen Fundorten in freier Natur gesammelt.

Pflanzen dienen in der Bachblütentherapie als eine Art seelische Entwicklungshelfer.

Die daraus hergestellten 38 homöopathieartig aufbereiteten Blütenauszüge – die Bachblütenkonzentrate – führen aus dem Gleichgewicht geratene Gefühle und disharmonische Verhaltensmuster wieder in ihre harmonische Urform zurück. So wird etwa mithilfe der Bachblüte Larch (die Lärche) aus mangelndem Selbstvertrauen wieder ein gesundes Selbstwertgefühl. Und so führt die Bachblüte Centaury (das Tausendgüldenkraut) aus einer Phase der Willensschwäche – z. B. nicht Nein sagen zu können – zurück zur normalen Willensstärke.

Die Bachblüten zielen also nicht auf körperliche Krankheiten. Vielmehr setzen sie Informationsimpulse auf der Gefühls- und Entscheidungsebene und ermöglichen den Kontakt zu unserem intuitiven Wissen oder unserer inneren Stimme. Dadurch werden blockierte seelische Energien wieder zum Fließen gebracht, die Selbstheilungskräfte reaktiviert, das seelische Gleichgewicht wiederhergestellt.

Bachblüten werden individuell zusammengestellt

In der praktischen Anwendung wird eine Kombination von etwa sechs verschiedenen Bachblüten als Mischung zusammengestellt. Denn die seelische Verfassung eines Menschen oder eine Konfliktsituation wird immer von mehreren Einflussfaktoren bestimmt. Beispielsweise kann das Versagen in einer Prüfungssituation gleichzeitig zum Gefühl führen, nicht fähig genug zu sein (Larch), zu übertriebenen Schuldgefühlen (Pine) und zur seelischen und körperlichen Erschöpfung (Olive). Ausgewählt werden die benötigten Blüten nur nach den zurzeit akut bestehenden, bewusst erkennbaren negativen Seelenzuständen. Das allein garantiert die Treffsicherheit einer Mischung. Körperliche Symptome werden dabei nicht beachtet.

Die Auswahl kann entweder vom Anwender selbst getroffen werden oder im Gespräch mit einem auf diesem Gebiet erfahrenen Berater. Nach einer Einnahmedauer von ca. drei Wochen sollte die Zusammensetzung der Mischung überprüft und gegebenenfalls den veränderten seelischen Zuständen angepasst werden. Die Bachblüten sind nebenwirkungsfrei und vertragen sich mit jeder anderen Form schulmedizinischer oder naturheilkundlicher Therapie.

Für vertiefende Informationen zur Original Bachblütentherapie sei hier auf die im Anhang angegebene Literatur sowie auf unsere Website verwiesen (siehe Seite 122 ff.).

Weltweite Anwendung

Die Bachblütentherapie wird heute von unzähligen Menschen in aller Welt zur Selbsthilfe sowie in medizinisch oder psychologisch orientierten Beratungspraxen und Institutionen eingesetzt. Besonders bewährt hat sich ihre Anwendung bei Kindern. Aber auch die Behandlung von Tieren und sogar Pflanzen ist sehr verbreitet.

Die heutigen Anwendungsgebiete der Original Bachblütentherapie im Überblick

1. Seelische Gesundheitsvorsorge/persönliches Stressmanagement (beides meist als Selbsthilfe möglich)
2. Gezielte Unterstützung der Persönlichkeitsentfaltung, z. B. Wunsch nach Bewusstseinsentwicklung, Charakterstärkung, Harmonisierung destruktiver Verhaltensmuster, beispielsweise Eifersucht, Ängstlichkeit, Resignation (in Selbsthilfe oder per Beratung/Psychotherapie)

3. Hilfe in persönlichen Krisensituationen (gegebenenfalls begleitend zu psychotherapeutischen Maßnahmen)
4. Begleittherapie: Mitbehandlung von psychischen Störungen und körperlichen Krankheiten oder zur Prävention und Rehabilitation

Die Einzigartigkeit der Bachblütentherapie: ideelle Orientierung und Führung plus spürbare energetische Unterstützung.

Zusammenfassend kann man sagen, dass die Einzigartigkeit und der große Erfolg der Bachblütentherapie darauf beruhen, dass in ihr zwei wesentliche Ebenen der menschlichen Existenz miteinander verbunden werden:

- Auf der Ebene der menschlichen Sinnsuche und geistigen Werte bieten das präzise und umfassende System der 38 Bachblüten sowie die Ideen Bachs zu Krankheit, Gesundheit und Lebensauftrag ideelle Orientierung und Führung.

- Auf der materiellen Ebene gibt die Bachblütenmischung dem Menschen etwas physisch an die Hand, das seine konstruktiven Kräfte gezielt anspricht und ihm spürbare Unterstützung bei der Umsetzung der gewonnenen Erkenntnisse und getroffenen Entscheidungen bietet, oder, wie es eine befreundete Sozialpädagogin und Heilpraktikerin ausdrückte:

»Bachblüten helfen uns, die Verbindung zum eigenen Inneren zu halten, zu unseren authentischen Bedürfnissen und unserem Potenzial sowie den damit verbundenen Entfaltungsmöglichkeiten. Sie stärken uns dadurch in unserer Entwicklung und bei der Bewältigung von Herausforderungen. Zugleich unterstützen sie unsere Verbindung zur Ganzheit, damit wir weder uns selbst noch andere oder die Gemeinschaft schädigen, sondern unsere Kräfte konstruktiv einbringen. Wo ein Bedürfnis nach ganzheitlicher Unterstützung, Sinnfindung und persönlicher Harmonisierung besteht, sollten Bachblüten eingesetzt werden.«

2 Ayurveda und Bachblüten

Ayurveda ist die älteste bekannte Naturheilkunde, die heute noch praktiziert wird und stammt aus Nordindien. Das ursprüngliche Wissen wurde von weisen Männern und Frauen, den Rishis, durch Meditation empfangen. Ihre Quellen, die Veden, gehen auf das 2. Jahrtausend vor Christus zurück.

Ayurveda, die Weisheit vom Leben, ist die älteste bekannte Naturheilkunde der Welt

AYUS bedeutet Leben und VEDA bedeutet Wissen. Es geht also im Ayurveda um das „Wissen und die Weisheit vom Leben". Ayurveda ist ein umfassendes traditionelles Heilwissen, aus dem sich die heutige Ayurveda-Medizin entwickelt hat und immer noch weiter entwickelt. Es zeigt eine große Bandbreite.

Ayurveda umfasst einerseits alles, was wir aus unserer westlichen Medizin kennen: Chirurgie, Kinderheilkunde, Phytotherapie, die Behandlung von geistigen Zuständen und vieles mehr.

Ayurveda ist aber gleichzeitig auch Präventivmedizin. Als solche stellt Ayurveda jedem von uns Werkzeuge für eine achtsame, gesunde und naturverbundene Lebensführung zur Verfügung. Mit ihrer Hilfe können wir auf einfache Weise täglich unsere persönliche Entwicklung und unsere Gesundheit fördern.

Aus dem riesigen Wissensschatz des Ayurveda hier nun einige Definitionen, die zum Verständnis der folgenden Kapitel notwendig sind:

Das Menschenbild des Ayurveda

In der ayurvedischen Heilkunde hat die Trennung zwischen Körper, Geist und Seele nie stattgefunden. – Das Universum als Makrokosmos und der Mensch als Mikrokosmos stehen in direktem Zusammenhang, beinhalten, beeinflussen und spiegeln einander. Der Mensch hat einen unsterblichen Wesenskern (Purusha oder Atman) und eine sterbliche Persönlichkeit (Prakrti). Prakrti, „die Natur des Einzelnen" verwirklicht mittels ihrer angelegten Talente und Potenziale den individuellen Lebensplan.

Die Elemente (Pancha Mahabhutas)

Im Weltbild des Ayurveda besteht der Kosmos mit allem darin Befindlichen (also auch dem menschlichen Körper) aus fünf Elementen:

- **Äther** (Raum) ist feinstofflich und omnipräsent. Ohne ihn kann nichts entstehen.
- **Luft** (Wind) steht für alles Gasförmige, für Bewegung, Kühle, Trockenheit.
- **Feuer** steht für Hitze, Licht und Transformation.
- **Wasser** steht für alles Flüssige.
- **Erde** steht für alles Dichte und für Stabilität.

Aus den Wirkprinzipien dieser fünf Elemente entstehen die drei Lebensenergien oder Doshas.

Aus den Wirkprinzipien dieser fünf Elemente entstehen die drei Lebensenergien oder Doshas.

Die drei Doshas Vata, Pitta und Kapha als Lebensenergien

Diese drei Doshas oder Lebensenergien regulieren alle Abläufe in unserem Organismus – Wachstum und Immunsystem, Essgewohnheiten und Stoffwechsel, Bewegungsdrang und bis zu einem gewissen Grad auch psychische Reaktionen.

Die drei Doshas bleiben unser ganzes Leben lang unverändert.

Sie legen unsere biologische Konstitution fest und bleiben unser ganzes Leben lang unverändert.

- **Vata** entsteht aus Äther und Luft.
- **Pitta** ensteht aus Feuer und Wasser.
- **Kapha** entsteht aus Wasser und Erde.

Je nachdem, in welchem Verhältnis diese Energien in uns wirken, spricht man von Vata-, Pitta- und Kapha-Typen bzw. ihren Mischformen. In diesem Buch bezeichne ich diese Doshas auch als Reaktionstypen, weil sie zeigen, wie wir auf die Einflüsse der Welt reagieren. Im Einklang mit unserer Konstitution zu leben ist wichtig für unser körperlich-geistiges Wohlergehen.

Die drei Gunas als geistige Energiequalitäten

Die drei Gunas Sattva, Rajas und Tamas sind Eigenschaften, die wir selbst verändern können..

Diese Eigenschaften bilden die Quelle unserer geistigen Möglichkeiten. Diese können und sollen wir verändern, denn die Verantwortung für unsere geistige Entwicklung und Charakterentfaltung tragen wir selbst.

- **Sattva** ist die helle und klare Energiequalität, die nach Bewusstsein, Weisheit und Harmonie strebt. Es ist die kosmische Intelligenz und der Ursprung der Bewusstheit.
  Sattva wirkt als Kraft, sich etwas vorzustellen und als Wahrnehmung des Bestehenden.

- **Rajas** ist die Energiequalität der Aktivität und Veränderung, der Bewegung und der Geschwindigkeit. Diese Kraft verbindet Sattva und Tamas und ist „die Energie selbst".
  Rajas ist Aktivität, aber auch Ruhelosigkeit und Zweifel.

- **Tamas** ist die Energiequalität der Trägheit, des Widerstands gegen Sattva und Rajas.
  Es verleiht die Möglichkeit der Manifestation und die Fähig-

keit durchzuhalten. Es ist das Prinzip der Materie, aus der wir schöpfen können.
Tamas steht aber auch für geistige Dunkelheit, Dumpfheit und Verblendung.

In der ayurvedischen Konstitutionsanalyse werden diese Energiequalitäten zur Beschreibung von emotionalen Zuständen verwendet, wie zum Beispiel tolerant sein (Sattva), schnell sein (Rajas), ausdauernd sein (Tamas). Wenn sich diese Zustände durch „Fehlgehen der Erkenntnis" oder, wie Bach sagt, „geistige Missverständisse" verzerren, wird aus Toleranz Kritiksucht, aus Schnelligkeit Ungeduld, und Ausdauer artet in Sturheit aus. Dieses archetypische Gefühlsrepertoire findet sich auch in den 38 harmonischen und disharmonischen Seelenzuständen der Bachblütentherapie wieder.

Bachblütenunterstützung für Gunas und für Doshas

Im geistigen Bereich der Gunas, also in persönlichen Lebenskrisen und psychischen Konflikten, werden schon lange individuell zusammengestellte Bachblüten-Mischungen eingesetzt. Sie stellen den Kontakt zu unserer inneren Führung, die uns mit Atman verbindet, wieder her. Dadurch helfen sie uns, solche Konflikte konstruktiv zu lösen. (Siehe dazu das Beispiel auf Seite 61).

Neu: Bachblüten können auch unsere Doshas gezielt unterstützen.

Ganz neu hingegen ist die Möglichkeit, nicht nur die Gunas, sondern auch unsere Doshas ganz gezielt mit Bachblüten-Mischungen zu unterstützen. Diese sogenannten Reharmony-Mischungen sind in ihrer Zusammensetzung auf die häufigsten Verhaltensmuster der einzelnen Doshas abgestimmt. Ihre Einnahme bewirkt eine typgerechte Harmonisierung, Belebung und energetische Erfrischung. Ähnlich wie Meditation und Yoga helfen sie uns dabei, mehr mit uns selbst in Einklang zu kommen und uns einfach wohler in unserer Haut zu fühlen (siehe dazu Seite 54).

3 Die drei Doshas als Reaktionstypen GELB, ROT und BLAU

In diesem Kapitel werden die grundsätzlichen Charakteristika der Doshas oder Reaktionsenergien genauer beschrieben, ehe in Kapitel 4-6 spezifisch auf die einzelnen Doshas eingegangen wird.

Drei elementare Lebensenergien

Die drei Doshas – hervorgegangen aus den Wirkprinzipien der fünf Elemente Äther, Luft, Feuer, Wasser und Erde – steuern nicht nur unseren Organismus, sondern den Rhythmus der gesamten Schöpfung im Großen wie im Kleinen.

Die Dreiheit in der Einheit – drei elementare Energien.

Diese elementaren Energien werden nicht nur im Ayurveda, sondern in vielen großen Medizinsystemen der Welt als Dreiheit in der Einheit bezeichnet und in überraschend ähnlicher Form als bioenergetische Ordnungsprinzipien beschrieben. Aus dem Ayurveda kennen wir sie, wie gesagt, als Vata, Pitta und Kapha, Paracelsus z. B. nannte sie sal, sulfur und mercurius; und in der Psychophysiognomik von Carl Huter finden wir sie wieder im Denk- und Empfindungsnaturell, dem Tat- und Bewegungsnaturell und dem Ruhe- und Ernährungsnaturell.

Diese elementaren Lebens- oder Reaktionsenergien bestimmen also den Rhythmus unseres Lebens: vom Tag- und Nachtwechsel bis hin zu den Stoffwechselprozessen in unseren Zellen. Sie sind auch in uns unaufhörlich in Bewegung. Wir können sie konstruktiv für unser Leben nutzen, indem wir uns bewusst in dieses größere Energiefeld einbetten, indem wir zum Beispiel unser Schlafverhalten dem Tag- und Nachtrhythmus der Natur anpassen. Tun wir dieses nicht – arbeiten wir zum Beispiel nachts und schlafen am Tag –, schwimmen wir energetisch gegen den Strom. In diesem Fall werden wir nicht vom größeren Energiefeld getragen, sondern blockieren dessen Energie, die uns dann fehlt. Das Blockieren selbst kostet uns zusätzlich eigene Lebensenergie.

Der Reaktionstyp – unser energetisches Fahrzeug

Wir nutzen dieses Fahrzeug automatisch, ohne überhaupt darüber nachzudenken. Und wir beobachten die entsprechenden Reaktionen ganz selbstverständlich auch an anderen Menschen.

Wenn Sie sich und andere nach den Kriterien der Reaktionstypen beobachten, werden Sie Ihre Mitmenschen in einem anderen Licht sehen und sie besser verstehen.

Stellen Sie sich folgende Situation vor: Es ist Sommer, herrliches Wetter, und Sie verbringen ein Wochenende am Meer. Sie sitzen schon sehr früh am Morgen am Strand, noch ehe der große Ansturm beginnt, und können dadurch in aller Ruhe beobachten, wie er sich immer mehr mit Menschen füllt.

Es fällt Ihnen auf, dass sich erstaunlicherweise wie von selbst drei große Gruppen bilden:

- Da sind welche, die sich nach ihrer Ankunft schnell auf ihre Decke legen oder in ihren Strandkorb verkriechen und sich nicht mehr viel bewegen.
- Andere ziehen sofort ihre Badekleidung an und stürmen mit Juchzen ins Wasser.
- Die dritte Gruppe stellt ihr Gepäck ab und guckt erst einmal, wer sonst noch da ist. Ausgiebig werden Bekannte begrüßt, erste Kontakte zu den Nachbarn geknüpft. Für diese Menschen scheint das fast wichtiger zu sein als das Meer, der Strand, die Sonne …

Beobachtungen dieser Art hat wohl jeder von uns Hunderte Male gemacht, meist ohne darüber nachzudenken, dass in den

Drei elementare Lebensenergien steuern die Reaktionen von Vata, Pitta und Kapha.

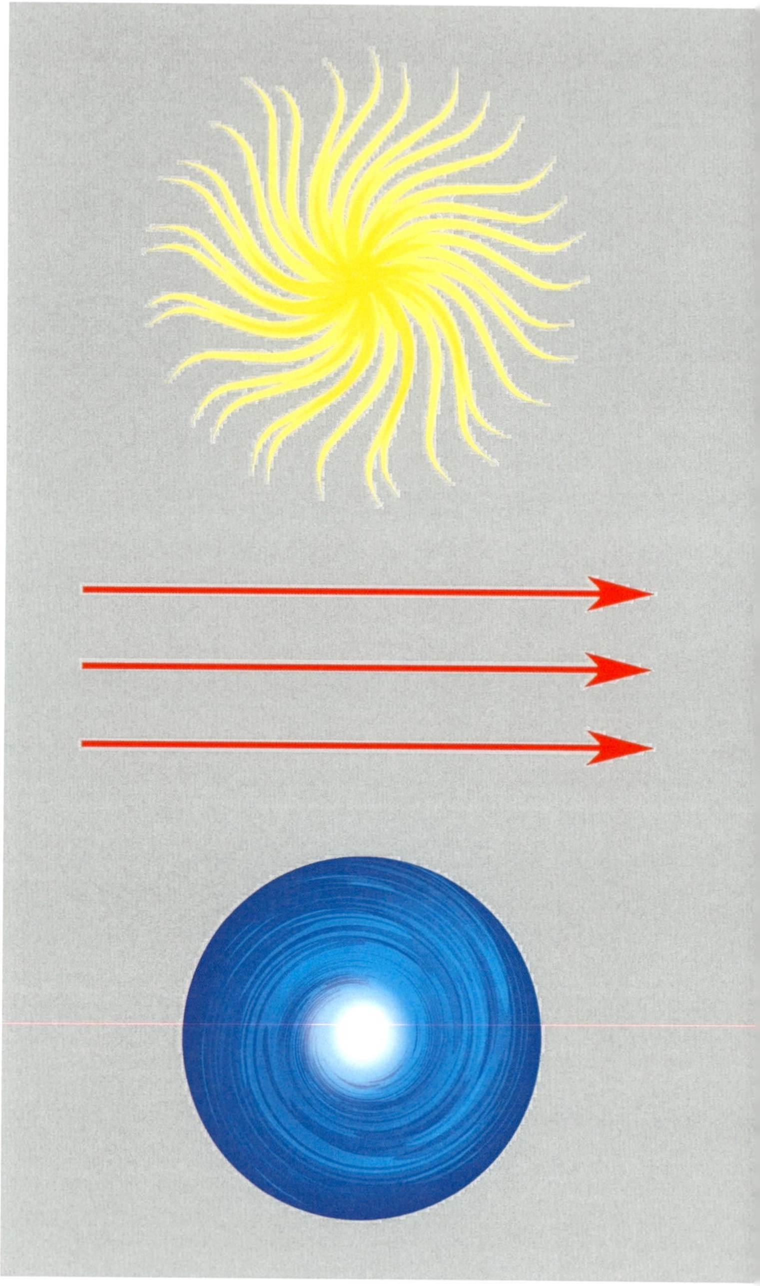

Die Lebens- oder Reaktionsenergien – Dynamik und Qualität

Vata – die GELB-Energie

- Sie ist leicht, schnell, empfindsam und flexibel.
- Sie reagiert anpassungsfähig, aber auch unruhig und wechselhaft.
- Ihr Thema ist Bewegung.
- Sie breitet sich nach allen Richtungen aus, erscheint schubweise, kommt und geht ganz spontan.

Pitta – die ROT-Energie

- Sie ist dynamisch, zielgerichtet und aktiv vorwärtsstrebend.
- Sie äußert sich durchdringend und intensiv.
- Ihre Themen sind Umwandlung und Entwicklung.
- Sie wirkt verändernd und transformierend.

Kapha – die BLAU-Energie

- Sie ist ruhig, langsam, beständig und beharrlich.
- Ihre Themen sind Aufbau und Erhaltung von Strukturen.
- Ihre stabilisierende Qualität verwertet und bewahrt, ist aber auch träge und schwerfällig.

Den drei Konstitutionstypen Vata, Pitta und Kapha werden oft die Primärfarben Gelb, Rot und Blau zugeordnet. Dieses greife ich auf und bezeichne die verschiedenen Reaktionsenergien als GELBE, ROTE und BLAUE Reaktionsenergie.

geschilderten Reaktionen die drei grundlegenden Reaktionstypen der menschlichen Natur zum Ausdruck kommen, die aus dieser distanzierten Beobachtungsperspektive überraschend stereotyp zutage treten.

Jeder Mensch ist natürlich ein Einzelindividuum mit seiner eigenen Geschichte, seinen eigenen Konflikten und Entwicklungsprozessen. Diese individuelle Ebene spielt auf der Betrachtungsebene der Reaktionstypen jedoch keine Rolle. Auf dieser kollektiveren Betrachtungsebene würde jeder Mensch des gleichen Reaktionstyps in einer ähnlichen Situation nahezu identisch reagieren.

Drei Grundtypen

Die folgenden Begriffe werden in diesem Buch gleichbedeutend verwendet:

- Vata-Dosha => Reaktionstyp GELB => GELB-Energie.
- Pitta-Dosha => Reaktionstyp ROT => ROT-Energie.
- Kapha-Dosha => Reaktionstyp BLAU => BLAU-Energie

Der Reaktionstyp ist angeboren

Der Reaktionstyp ist bis zu unserem Tod unveränderbar.

Diese drei Energiequalitäten ROT, GELB und BLAU prägen sich in jedem Menschen in individueller Zusammensetzung aus. Jeder kommt mit seinem ganz persönlichen energetischen Reaktionsprogramm auf die Welt, das zwar in den einzelnen Lebensphasen unterschiedlich stark in Erscheinung treten kann, aber – im Gegensatz zum Charakter – im Prinzip bis zu seinem Tod unverändert bleibt. Allerdings kann der angeborene Reaktionstyp vorübergehend durch die Folgen einer nicht typgerechten Lebensweise von einem anderen Reaktionstyp überlagert werden.

Bei den meisten Menschen herrschen in ihrer Grundanlage zwei Reaktionsenergien vor. Interessant ist jedoch, dass sich diese bei-

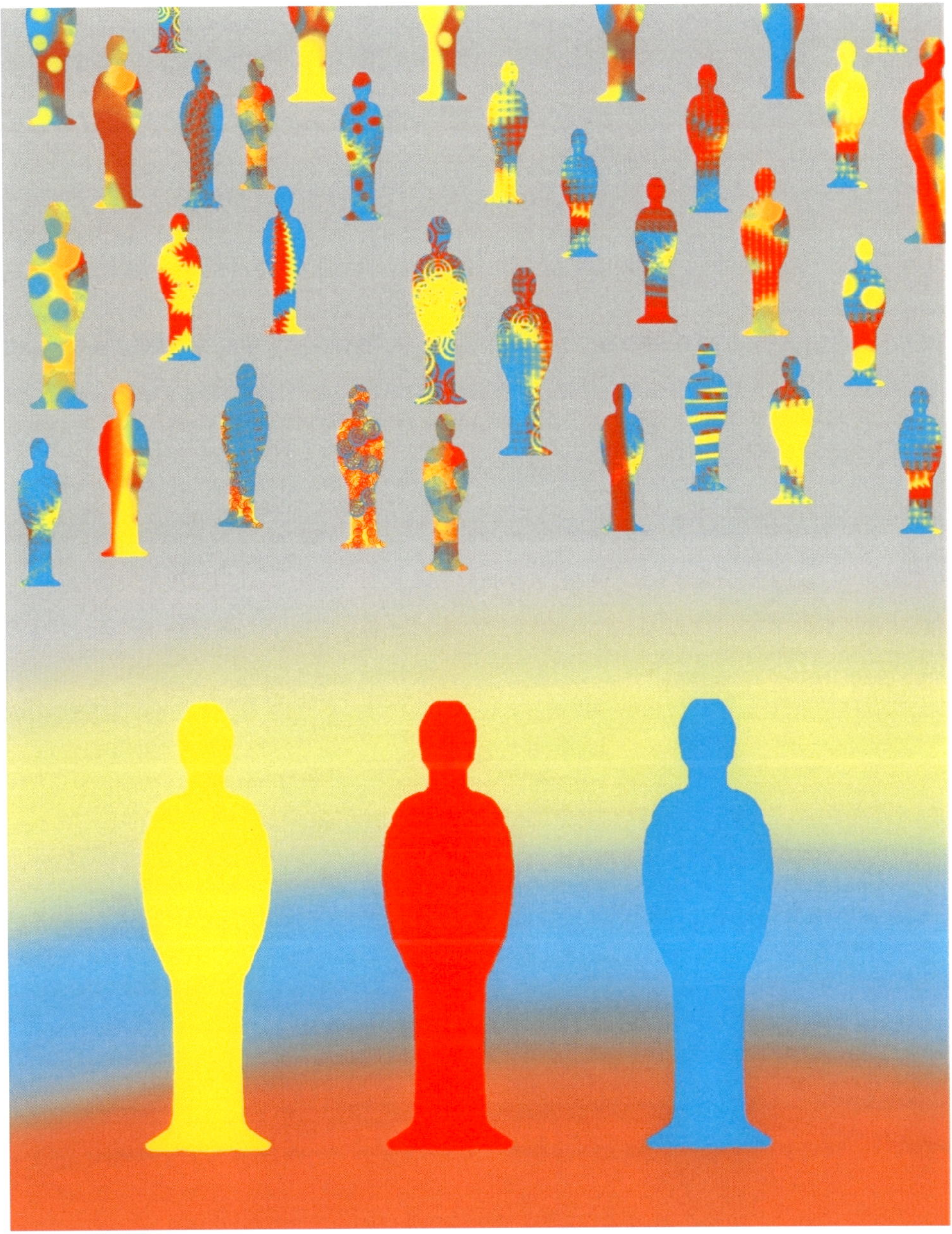

Jeder Mensch gehört einem, maximal zwei Reaktionstypen an.

den Energien nicht miteinander vermischen und ein neues Drittes ergeben, sondern parallel oder abwechselnd benutzt werden. In diesem Fall kann der gleiche Mensch, wenn er z. B. die Autotür nicht aufbekommt, an einem Tag ängstlich und unsicher reagieren, am anderen Tag aber so aggressiv wütend werden, dass er beinahe den Autoschlüssel abbricht. Seltener wird ein Mensch nur von einer der drei Reaktionsenergien geprägt. Eine gleichzeitige Ausprägung aller drei Reaktionsenergien in einem Menschen ist noch seltener, führt kaum zu Überreaktionen und findet deshalb in diesem Buch keine weitere Berücksichtigung.

Warum ist es so wichtig, seinen Reaktionstyp zu kennen?

Der Reaktionstyp ist unsere entscheidende persönliche Energiequelle, so etwas wie unser individuelles energetisches Ökosystem. Er liefert sozusagen die energetische Basis für die Entfaltung des Lebensplans. Er bestimmt, mit welcher Energiequalität ich mein Lebensfahrzeug antreibe, wie ich am besten ins Ziel komme und wie ich am meisten Freude daran habe.

Gegen die Natur und ihren Rhythmus anzuleben, kostet Kraft.

Wenn ich meine Lebensweise nach den Stärken meines individuellen Reaktionstyps ausrichte, habe ich den bestmöglichen Zugang zu meinen seelischen und körperlichen Ressourcen. Alle Kreisläufe funktionieren reibungslos, das Immunsystem ist leistungsfähig. Ich kann angemessen reagieren, meine angeborenen Fähigkeiten entwickeln und ausschöpfen. Ich fühle mich wohl in meiner Haut. Auf dieser Grundlage können auch alle therapeutischen Maßnahmen ihre optimale Wirkung entfalten.

Welche Nachteile hat es, wenn ich im Gegensatz zu meinem Reaktionstyp lebe?

Wenn ich als GELB-Typ zu wenig mit anderen Menschen kommunizieren kann, wenn ich mich als ROT-Typ zu sehr anpasse und die eigenen Initiativen zurückstelle, wenn ich als BLAU-Typ glaube, immer aktiv sein zu müssen und mir zu wenig Erholung gönne, blockiere ich meine angeborene Energie. Sie sucht sich einen anderen, nicht vorgesehenen Weg in meinem Energiesystem und beginnt, dort ein Eigenleben zu führen. Denn die drei Energien sind immer aktiv.

Blockierte Reaktionsenergie verbraucht eigene Lebenskraft.

Blockierte GELB-Energie kann zu unaufhörlichen mentalen Selbstgesprächen führen, die Krankheitswert erreichen können. Blockierte ROT-Energie kann sich nach innen kehren und beispielsweise in Bluthochdruck äußern, und blockierte BLAU-Energie kann über eine Stagnation zur Erschöpfungsdepression führen.

Aus dieser Sicht finden Schicksalsschläge und Krankheitsphänomene, die einen Menschen betreffen, fast immer eine natürliche und folgerichtige Erklärung.

Die nachfolgende, bewusst einfach gehaltene, kurze und prägnante Darstellung der einzelnen Reaktionstypen Vata, Pitta und Kapha liefert eine Art Rasterbrille, durch die Sie das grundsätzliche Wirken der Reaktionsenergien in sich und anderen Menschen schnell und sicher erkennen können.

4 Vata – die GELB-Energie

Ausgeglichene GELB-Energie

handelt schnell

reagiert flexibel

hat einen leichten Schlaf

ist geistig wach und neugierig

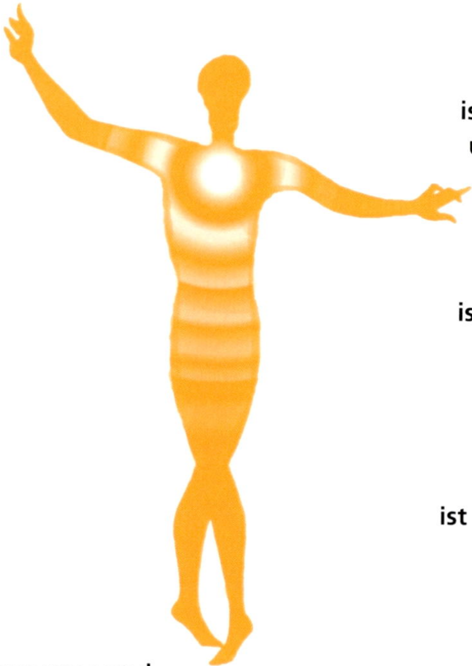

hat nur geringe Ausdauer

ist lebhaft, redet viel

braucht Anregung und Abwechslung

ist gern auf Reisen

liebt Bewegung und Leichtigkeit

hat immer eine Idee

Woran erkenne ich das Wirken der GELB-Energie im ausgeglichenen Zustand?

In ausgeglichener GELB-Energie ist man geistig wach und offen. Immer ist irgendetwas in Bewegung. Selbst wenn man scheinbar ruhig dasitzt, bewegen sich die Gedanken. Man ist kommunikativ, spricht mit Händen und Füßen. Oft kann man gar nicht so schnell sprechen, wie man denkt. Die Flexibilität der GELB-Energie erlaubt es, sich rasch an veränderte Umstände anzupassen. Menschen mit viel GELB-Energie sind mental aktiv, es fällt ihnen jedoch schwer, dauerhaft festen Regeln zu folgen oder sich in ein Schema einzufügen. Man ist neugierig, hat zu fast jedem Thema gute Einfälle, hält sich aber ungern zu lange damit auf.

Im Berufsleben werden Menschen mit starker GELB-Energie besonders als Team-Player geschätzt, die sich mit kreativen Ideen einbringen. Wenn intern umorganisiert wird, können sie am schnellsten die neuen Umstände annehmen und zögerliche Kollegen von den Vorteilen der neuen Situation überzeugen.

Egal, ob im Beruf oder privat – ein Mensch mit starker GELB-Energie muss seine Gedanken und Gefühle zum Ausdruck bringen können. In der Beziehung mit einem solchen Partner entsteht deshalb selten Langeweile: Routine ist für ihn ein Fremdwort. Ein Mensch mit vorherrschender GELB-Energie ist gern unter Menschen. In seiner Freizeit sucht er Anregung und Abwechslung. Immer bestens informiert, besucht er die neuesten Ausstellungen und Filme.

Andere erleben Menschen mit ausgeprägter Vata-Energie als redegewandt und einfallsreich, flexibel und begeisterungsfähig, aber auch als wechselhaft und schwankend, manchmal sogar als unzuverlässig.

Das gilt für Kinder

Kinder mit vorherrschender GELB-Energie sind sehr empfindsam, haben einen ausgeprägten Bewegungsdrang; langes Sitzen in der Schule fällt ihnen schwer. Sie verfügen über eine gute und rasche Auffassungsgabe. Sie sind schnell zu begeistern, aber bleiben nicht lange bei der Sache. Ihre lebhafte Fantasie lenkt sie leicht vom Unterrichtsstoff ab.

Unausgeglichene GELB-Energie

ist aufgeregt, nervös

schläft schlecht

ist verängstigt, sorgenvoll

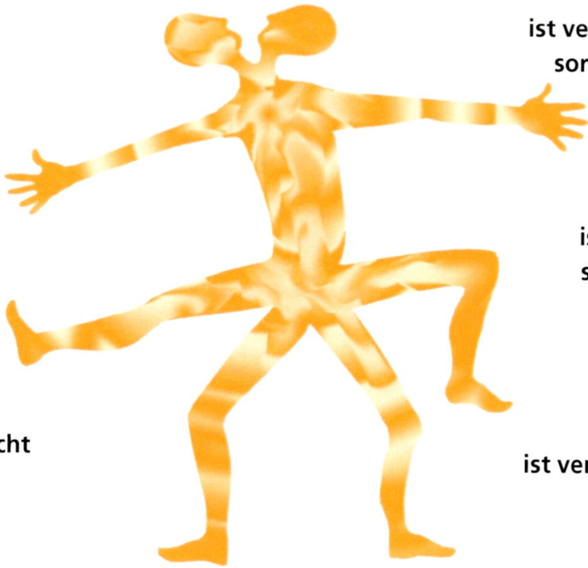

ist überempfindlich gegen Außenreize

ist unruhig, sprunghaft

wird Gedanken nicht mehr los

ist verunsichert

verliert den Überblick

schwankt leicht, ist unentschieden

Wie reagiert man in unausgeglichener GELB-Energie?

Ein Mensch in unausgeglichener GELB-Energie regt sich am Arbeitsplatz sehr schnell auf. Ständig ist er unter Zeitdruck, hat Angst, sein Pensum nicht zu schaffen. Wird er angesprochen, reagiert er nervös und schreckhaft. Er arbeitet unkonzentriert, macht vermehrt Flüchtigkeitsfehler.

Erste Anzeichen:
- Man verliert zunehmend an Halt und Bodenhaftung.
- Man reagiert früher als sonst empfindlich, fahrig, ängstlich und verunsichert.
- Das Bedürfnis zu reden nimmt zu.

Es fällt ihm zunehmend schwerer, Entscheidungen zu treffen, selbst wenn es beispielsweise nur darum geht, die richtige Menge Kopierpapier nachzubestellen. Ein für den Urlaub zu packender Koffer oder die Auswahl der Garderobe für eine Abendveranstaltung werden zum Problem.

In unausgeglichener Vata-Energie macht man sich immer mehr Sorgen auch um eigentlich unwichtige Themen, entwickelt Angstfantasien. Es fällt zunehmend schwerer, Prioritäten zu setzen. Man verliert den Überblick, besonders in materiellen Angelegenheiten wie Finanzen und bei der Organisation des eigenen Haushalts. Das Denken kann immer weniger mit dem Handeln koordiniert werden.

In extrem unausgeglichener GELB-Energie hat man das Gefühl, den Boden unter den Füßen zu verlieren und nicht mehr zu wissen, was man will und wer man ist.

Das gilt für Kinder

Kinder in unausgeglichener GELB-Energie reagieren nervös, sind zappelig, werden schnell ängstlich und reden unaufhörlich. Sie sind häufigen Stimmungsschwankungen ausgesetzt. Viele zeigen Ticks wie Nägelkauen, spielen mit ihren Haaren, bekritzeln ständig etwas. Um der inneren Unruhe zu entgehen, flüchten Jugendliche verstärkt in die äußere Ablenkung, seien es nächtliche Streifzüge durch In-Lokale oder die virtuellen Welten des Internets oder von Computerspielen.

Was bringt die GELB-Energie aus dem Gleichgewicht?

Von allen drei Energien kommt die Vata-Energie am schnellsten aus dem Gleichgewicht. Die wichtigste Ursache ist eine gestörte Kommunikation im weitesten Sinn.

Nicht reden, sich nicht austauschen können – besonders wenn Probleme auf der Seele brennen –, das bremst den Fluss der GELB-Energie. Ein Partner, der sich im Konflikt zurückzieht und sich weigert, über die Angelegenheit zu sprechen, bringt einen Menschen in GELB-Energie zur Verzweiflung. Denn nur das Besprechen des Konflikts lässt ihn wieder zur Ruhe kommen.

Ein weiterer häufiger Grund für die Entgleisung der GELB-Energie kann sein, dass zu viel Ausdauer gefordert wird. Langweilige oder monotone Arbeiten erschöpfen die nur schubweise zur Verfügung stehenden Energiereserven schnell. Routinearbeiten sind ein Gräuel. So wird ein GELB-betonter Mensch z. B. das Einsortieren von Steuerbelegen Monat um Monat aufschieben.

Kontraproduktiv für die gesunde Entfaltung der GELB-Energie ist es auch, wenn diese Menschen nicht in ihrem eigenen Rhythmus, nämlich in flexibler Zeiteinteilung arbeiten können, wenn sie z. B. feste Arbeitszeiten einhalten müssen oder das Abendessen immer zur gleichen Zeit auf den Tisch bringen sollen.

Irritierend für einen Vata-betonten Menschen sind emotionale Ausbrüche und dramatische Auftritte anderer im Streit. Solche Gefühle sind ihnen unverständlich. Zu viele Reize, z. B. flackernde Lichtreklame, Hektik oder eine laute Musikkulisse, bringen die GELB-Energie aus der Balance. Kälte jeder Art, besonders Wind und Zugluft, aber auch zu wenig warme Mahlzeiten, sind weitere äußere Stressfaktoren für die GELB-Energie.

Das gilt für Kinder

Vata-betonte Kinder geraten auch aus dem Gleichgewicht, wenn man ihnen Aufgaben erteilt, die sie nicht nachvollziehen können. Es ist für sie dann fast unmöglich, diese Aufgaben in Angriff zu nehmen.

Wie kommt die GELB-Energie wieder ins Gleichgewicht?

Oberstes Ziel ist es, den eigenen, optimalen Lebensrhythmus zu finden oder zu ihm zurückzufinden. Und vor allem: diesen Rhythmus auch einzuhalten. Dabei ist wesentlich, der flexiblen GELB-Energie einerseits einen großzügigen Rahmen zu geben, in dem sie ihren eigenen Rhythmus leben kann, andererseits auch zeitliche Fixpunkte zu setzen. Wichtig ist also eine gewisse Regelmäßigkeit im Tagesablauf, in dem genügend kleine Ruhe- und Verwöhnphasen eingebaut sind. So können sich stressbedingte Energielöcher wieder füllen. Besonders notwendig ist regelmäßiges Essen, und zwar in Form von warmen, eher vegetarischen Mahlzeiten ohne anstrengende Gespräche. Geschäftsessen mit kaltem Sushi wären kontraproduktiv für die GELB-Energie.

Das Motto für die Vata-Energie lautet: »Eile mit Weile.«

Sehr hilfreich ist auch, sich im Tagesablauf einen Zeitraum zu reservieren, in dem man sich geistig wieder strukturieren kann. Tägliche kleine Rituale wie Tagebuchführen, Meditation oder die nachhaltige Beschäftigung mit geistig inspirierenden oder spirituellen Themen bringen wieder zurück in die Mitte. Eine aufgeregte GELB-Energie braucht von ihren Mitmenschen keine gut gemeinten Ratschläge, sondern sie reagiert positiv auf Rücksichtnahme, Beruhigung und praktische Unterstützung.

Das gilt für Kinder

Kinder mit unbalancierter GELB-Energie entspannen sich am besten bei Spiel und Bewegung. Doch sie müssen diesem Drang genau dann nachgeben können, wenn er auftritt. Reize wie Fernsehen, Lesen oder Computerspiele müssen sorgfältig dosiert werden, damit die Impulse verdaut werden können.

Entscheidend ist, diesen Kindern ausreichend Gesprächsgelegenheit zu bieten, damit sie ihre Probleme und Ängste loswerden können: am besten bei Spaziergängen in der Natur oder bei gemeinsamen (warmen) Mahlzeiten.

5 Pitta – die ROT-Energie

Ausgeglichene ROT-Energie

strebt nach Perfektion

ist energisch, einsatzfreudig

ist ein scharfer Denker

ist temperamentvoll, leidenschaftlich

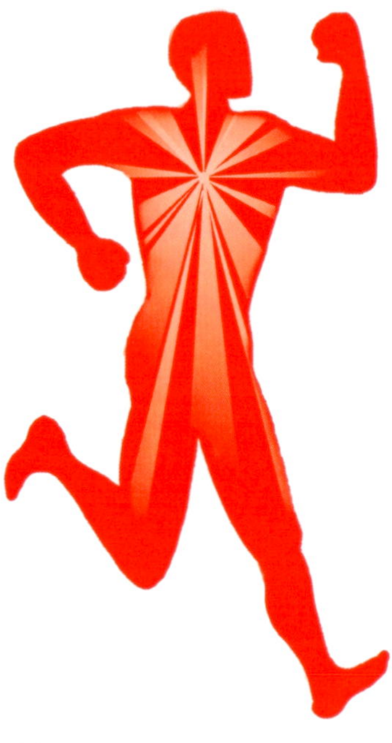

ist willensstark, eine Führungsnatur

ist warmherzig, gefühlsbetont

sucht den Wettbewerb

ist selbstbewusst

ist entscheidungs-freudig

ist zielorientiert, ehrgeizig

Woran erkenne ich das Wirken der ROT-Energie im ausgeglichenen Zustand?

Ein Mensch in ausgeglichener ROT-Energie spürt eine große Dynamik. Sein inneres Feuer sucht immer nach »Brennstoff« – Wissen, Nahrung oder menschlichen Kontakten. ROT reagierende Personen sind gut in der Lage, andere Menschen zu begeistern und schnell eine Atmosphäre der Herzlichkeit aufzubauen.

Im Berufsleben agiert der ROT-Typ ehrgeizig und diszipliniert. Er arbeitet präzise, ist pünktlich und erwartet das auch von anderen. Probleme packt er direkt an, scheut keine Hindernisse, sondern sucht innerlich den Wettbewerb. Deshalb finden sich Menschen mit ausgeprägter ROT-Energie oft mit verantwortungsvollen Aufgaben betraut oder in Führungspositionen. Die Antriebskraft ziehen sie aus der Herausforderung, ein Projekt erfolgreich ins Ziel zu bringen. Ihre leidenschaftliche und fokussierte Herangehensweise macht sie zu Visionären und Kämpfern, die vor Auseinandersetzungen nicht zurückschrecken.

Auch in der Partnerschaft agiert ein Pitta-betonter Charakter leidenschaftlich und will gern die Führung übernehmen. Er sagt dem Partner, was er denkt, ohne etwas schönzureden, aber es fällt ihm schwer, seine eigenen innersten Gefühle zu offenbaren. Jedoch kann man davon ausgehen, dass sich unter der harten Schale ein weicher Kern verbirgt, der verletzlich ist und seelische Zuwendung braucht.

Andere erleben Menschen mit ausgeprägter Pitta-Energie als charismatisch, selbstsicher und zielstrebig, empfinden sie zuweilen aber auch als einschüchternd, dominierend oder aggressiv.

Das gilt für Kinder

Kinder mit starker Pitta-Energie fallen auf durch ihren scharfen Blick und Verstand. Sie fragen sehr genau nach, denn sie wollen immer wissen, wie und warum etwas funktioniert. Ihr Gefühlsleben ist von Impulsivität und Leidenschaft geprägt. Wenn ihnen etwas Spaß macht, können sie sich so in eine Aufgabe vertiefen, dass die Welt um sie herum versinkt. Ihr Ehrgeiz treibt sie dazu an, immer zu den Besten zu gehören.

Unausgeglichene ROT-Energie

will mit Gewalt die Führung übernehmen

ist schnell gereizt und ungeduldig

neigt zu Extremen

ist aufbrausend, wütend, aggressiv

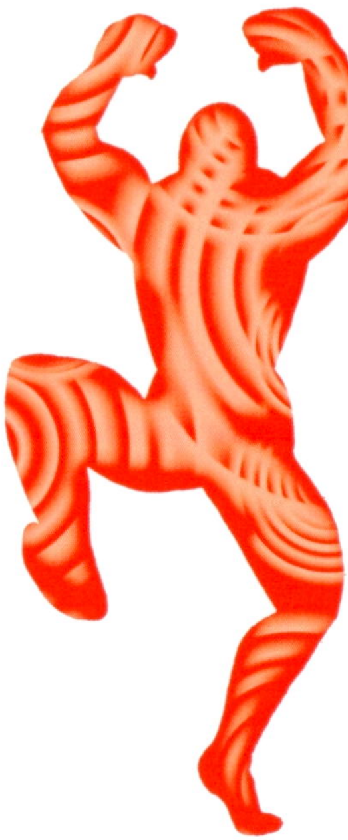

sucht immer einen Schuldigen

ist rasch beleidigt

ist kontrollierend, dominierend

hat eine giftige, feindselige Ausstrahlung

ist pedantisch, perfektionistisch

reagiert übermäßig kritisch

Wie reagiert man in unausgeglichener ROT-Energie?

In disharmonischer ROT-Energie wird man schnell ärgerlich, aufbrausend bis cholerisch. Der ROT-Typ reagiert dann giftig, strahlt geradezu Feindseligkeit aus. Er kritisiert ohne Hemmung, kann sich hart und ungerecht verhalten, ist ein schlechter Verlierer und kann grundsätzlich nicht klein beigeben.

Ein Mensch, dessen Pitta-Energie aus dem Gleichgewicht gerät, bemerkt zunächst, dass er früher als sonst gereizt, wütend oder aggressiv wird. Oder er ertappt sich dabei, dass er immer ungeduldiger, kontrollierender oder pedantischer reagiert.

Ein Mensch mit übersteigerter ROT-Reaktion neigt zu Übertreibungen jeder Art, arbeitet ohne Pause und kann sich zum regelrechten Workaholic entwickeln. Übermäßiger Konsum von Alkohol, Kaffee, Zigaretten und/oder Süßigkeiten sind typische Symptome entgleister ROT-Energie.

In disharmonischer ROT-Energie sind Menschen aber auch leicht misstrauisch und fühlen sich sehr schnell persönlich angegriffen. Sie reagieren beleidigt, wenn sie nicht genügend gewürdigt werden. Das Ego wird immer wichtiger, das Denken zunehmend schwarz-weiß. Mitgefühl und Respekt für die Mitmenschen gehen immer mehr verloren. Egal, ob auf beruflicher Ebene oder im Privatleben – befindet sich die ROT-Energie nicht im Gleichgewicht, sind Konflikte geradezu vorprogrammiert. Denn ihre starke Willensdynamik erlaubt keine Kompromisse. Was nicht funktioniert, soll möglichst erzwungen werden. Eine nicht eingeplante Wartezeit beim Friseur beispielsweise kann die ROT-Energie so aufbringen, dass sie eine lautstarke Grundsatzdiskussion vom Zaun bricht.

Das gilt für Kinder

Weil die Emotionen in der Kindheit noch wesentlich unmittelbarer ausgelebt werden, fallen Kinder in disharmonischer ROT-Energie schnell durch ihre emotionale Unausgeglichenheit auf: tyrannisches Verhalten, Wutanfälle, Aggressivität, Handgreiflichkeiten … Besonders typisch sind starke Trotzreaktionen, die mit großer Willenskraft durchgehalten werden.

Was bringt die ROT-Energie aus dem Gleichgewicht?

Alles, was sie in ihrer starken Dynamik behindert, sorgt bei der ROT-Energie für Disharmonien. Sie mag es nicht, wenn sie gebremst oder aufgehalten wird. Wer kennt sie nicht, die hupenden und Fäuste schwingenden Autofahrer, die derart in einem Verkehrsstau wider besseres Wissen die stehende Kolonne vorantreiben wollen. Warten in jeder Form irritiert die ROT-Energie enorm. Ein Mensch in unausgeglichener ROT-Energie begibt sich selbst in Richtung Küche, wenn im Restaurant der Ober für die Bestellung nicht schnell genug am Tisch erscheint.

Besonders stark entgleist die Pitta-Energie, wenn diese nicht als eigene Stärke akzeptiert und gelebt wird, sondern sich unbewusst nach innen richtet – was erziehungsbedingt häufiger bei Frauen der Fall ist. Sogenannte Autoaggressionskrankheiten, wie z. B. die chronischen Darmerkrankungen Morbus Crohn und Colitis ulcerosa, können die Folge sein.

Ein Zuviel an ROT-Energie entsteht auch, wenn man sich arbeitsmäßig zu sehr unter Druck setzt, in ein Thema verbeißt oder aus Ehrgeiz die eigenen Kräfte überschätzt. Ein Änderungsschneider, der zu einem bestimmten Termin zu viele Aufträge annimmt, um auf kein Geschäft zu verzichten, muss schließlich Tag und Nacht durcharbeiten. Ein Künstler, der sich vorgenommen hat, bis zu einem bestimmten Ausstellungstermin statt fünf noch zehn Bilder zu malen, muss erleben, wie ihn seine Kreativität verlässt. Das Phänomen des Burnouts – des Ausgebranntseins – findet sich am häufigsten bei Menschen mit starker ROT-Energie, oft auch als Folge ihres ausgeprägten Hangs zum Perfektionismus.

Überschießende Emotionen, leidenschaftliche Auseinandersetzungen, Gefühlsdramen oder persönliche Machtspiele können die ROT-Energie so stark anheizen, dass sie Männer in Tyrannen und Frauen in Furien verwandelt.

Das gilt für Kinder

Kinder mit starker ROT-Energie sind besonders durch Hänseleien der Geschwister oder durch ungerechtfertigte Kritik in der Schule aus dem Gleichgewicht zu bringen. Auch elterliches autoritäres Durchsetzen von Erziehungsprinzipien verformt die ROT-Energie.

Wie kommt die ROT-Energie wieder ins Gleichgewicht?

Der wichtigste Grundsatz lautet hier: »Weniger ist mehr«. Die ROT-Energie muss einen Gang zurückschalten und sich abkühlen, also insgesamt die Intensität im Handeln zurückfahren. Es geht aber auch darum, den Fokus zu verschieben: weg vom Wettbewerb und selbstorientierten Leistungsvergleich hin zu einem Ziel, das auch höheren Interessen dient. So könnte z. B. ein Politiker damit aufhören, in erster Linie seine Parteikarriere und Imageprofilierung im Auge zu haben, und sich vielmehr bewusst für ein »unbequemes« Ziel einsetzen, das nachhaltig dem Gemeinwohl dient.

Das Entweder-Oder-Denken muss dem Bewusstsein weichen, dass viele Wege nach Rom führen. Für den Pitta-Typen ist es im Zweifelsfall wichtig, weniger den Kopf und mehr das Herz sprechen zu lassen. Nur so kann er die Erfahrung machen: Eine Situation im Kontext zu betrachten und anders geartete Menschentypen in ihrem Verhalten zu respektieren, erweckt positive Resonanz, Mitgefühl und Sympathie.

Das Motto für die Pitta-Energie lautet: »Nobody is perfect!«

Sport, der nicht rein leistungsorientiert ist, hilft, die starken Spannungen einer übersteigerten ROT-Energie auszugleichen. So ist eine Runde Golf mit Freunden intensivem Einzeltraining im Fitnessstudio vorzuziehen. Auch regelmäßiges, aber nicht ständiges Essen balanciert das Gleichgewicht der ROT-Energie aus.

Das gilt für Kinder

Kinder mit unausgeglichener ROT-Energie müssen ernst genommen und angemessen gefordert werden. Die Aggression von Schulkindern kann u. a. auch ein Zeichen von intellektueller Unterforderung sein. In aggressiver ROT-Energie brauchen Kinder viel Mitgefühl und wollen sich angenommen und geliebt fühlen. Ihre Kooperation gewinnt man mit konsequenter Haltung, intelligentem Verhalten und viel Humor.

6 Kapha – die BLAU-Energie

Ausgeglichene BLAU-Energie

kann auch mal fünfe gerade sein lassen

ist mitfühlend, freundlich und liebevoll

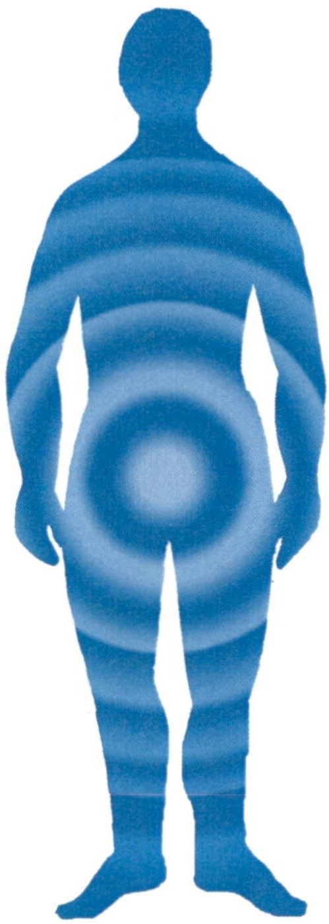

verhält sich hegend und pflegend

ist friedfertig, sucht nach Harmonie

ist eher konservativ

ist manchmal träumerisch

ist pflichtbewusst

ist langsam, ruhig

ist abwartend, zurückhaltend

ist ausdauernd und beharrlich

Woran erkenne ich das Wirken der BLAU-Energie im ausgeglichenen Zustand?

Menschen in ausgeglichener BLAU-Energie sind nicht so schnell aus der Ruhe zu bringen. Sie agieren langsam, gelassen und geduldig. Sie denken »ökonomisch« und gehen deshalb häufig den Weg des geringsten Widerstands. Neuem gegenüber verhält sich die BLAU-Energie zunächst zurückhaltend. Sie verfügt aber über einen langen Atem, wenn es gilt, ein gefasstes Ziel zu erreichen – etwa vergleichbar mit einem Ozeandampfer, der, einmal in Fahrt gekommen, nicht mehr vom Kurs abweicht.

Innerhalb eines Teams werden Menschen mit ausgeprägter BLAU-Energie geschätzt als Personen, auf die man sich verlassen kann. Denn man weiß, dass sie ihre Arbeit zuerst gründlich durchdenken und dann akkurat erledigen. Sie selbst genießen es, Aufgaben in ihrem eigenen, ruhigen Tempo Punkt für Punkt abarbeiten zu können.

In ausgeglichener BLAU-Energie wirkt man äußerlich eher distanziert, ist aber sehr mitfühlend. Man engagiert sich gern für andere und zeigt dabei ein ausgeprägtes Pflichtgefühl und Verantwortungsbewusstsein. Solche Qualitäten haben ihren hohen Wert im sozialen Leben, vor allem in der Familie, wo sich das Gemeinschaftsbewusstsein der BLAU-Energie gut entfalten kann.

Andere erleben Personen mit starker Kapha-Energie als ausgeglichen und versöhnlich, als stabil und bodenständig, manchmal allerdings auch als melancholisch, zu gutmütig, sehr schwerfällig oder konservativ.

Das gilt für Kinder

Kinder mit starker Kapha-Energie reden nicht besonders viel. Die meisten Informationen muss man ihnen förmlich aus der Nase ziehen. Sie brauchen in der Regel länger, um etwas zu begreifen. Was sie jedoch einmal verinnerlicht haben, vergessen sie so schnell nicht wieder. Sport und Bewegung zählen nicht zu ihren Lieblingsbeschäftigungen. Gern befassen sie sich mit praktischen Dingen, z. B. basteln sie gern und reparieren Gegenstände mit viel Geduld. Ihre Ruhe und ihr ausgleichendes Wesen machen sie bei Groß und Klein beliebt.

Unausgeglichene BLAU-Energie

hat ein überstarkes Sicherheitsstreben

zögert, schiebt Dinge vor sich her

denkt übermäßig materialistisch

ist passiv, widerstrebend

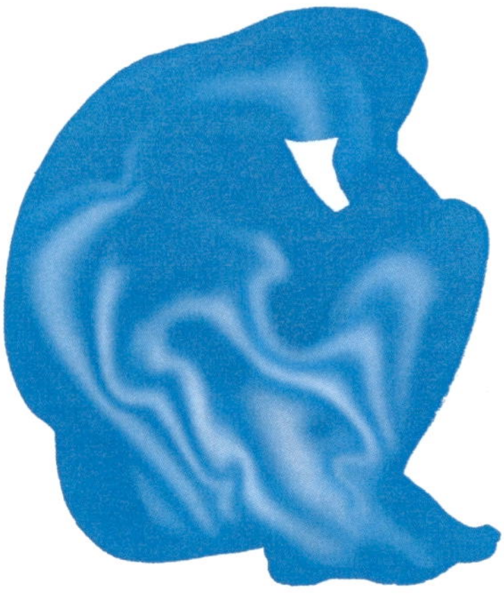

ist übertrieben anhänglich, klammernd

ist störrisch, stur

ist traurig, weinerlich

ist sehr empfindsam

ist lustlos, träge, faul

zieht sich zurück, macht dicht

Wie reagiert man in unausgeglichener BLAU-Energie?

Unter Druck wird die von Natur aus phlegmatische BLAU-Energie immer schwerfälliger, träger und gerät mehr und mehr in Stagnation. Die Bewegungsunlust, die Neigung zum Trost durch Essen oder zur Flucht in den Schlaf nehmen zu. Stur verweigert man jede Kommunikation, lässt Argumente und Meinungen anderer einfach an sich abprallen. Die Abwehrhaltung gegenüber Veränderungen und allem Neuen verstärkt sich.

Menschen mit entgleister BLAU-Energie können sich z. B. kaum an einen neuen Arbeitsplatz gewöhnen, denn eigentlich wollen sie, dass alles so bleibt, wie es ist. Auch in der Partnerschaft besteht die Neigung, sich bei Konflikten zurückzuziehen – oft, weil man sich selbst innerlich nicht akzeptiert oder unerwünscht fühlt. Jedoch kann und will man nicht darüber sprechen.

Ob Kinder oder Erwachsene: Je mehr man BLAU-reagierende Menschen aus der Reserve locken will, desto stärker igeln sie sich ein. Das hat sehr oft zur Folge, dass Konflikte einfach ignoriert oder ausgesessen werden.

Je stärker das Ungleichgewicht der BLAU-Energie, desto krampfhafter hält sie an Altem fest, z. B. an Essgewohnheiten, Lieblingskleidungsstücken oder an einer nicht mehr passenden Wohnsituation. Dabei tritt das materielle Denken immer stärker hervor, geistige Werte geraten zunehmend in den Hintergrund.

Weil ein Mensch mit viel Kapha-Energie in seinem Inneren oft zarter und empfindsamer ist, als er aussieht, sucht er unter Druck vermehrt nach seelischer Geborgenheit. Dadurch entwickelt er oft eine übertriebene Anhänglichkeit an bestimmte Personen. Wird ein Mensch mit betonter BLAU-Energie körperlich oder seelisch zu stark belastet, kann er in Zustände tiefer Traurigkeit oder Depression versinken, aus denen er im Extremfall ohne Hilfe kaum herausfindet.

Ein Mensch, dessen Kapha-Energie aus dem Gleichgewicht gerät, bemerkt zunächst, dass er lustloser, widerstrebender und empfindsamer reagiert als sonst. Es fällt ihm immer schwerer, sich zu etwas aufzuraffen. Sein Hang zur Passivität wächst.

Was bringt die BLAU-Energie aus dem Gleichgewicht?

Die BLAU-Energie gerät ins Straucheln, wenn ihr angeborenes Phlegma von anderen Menschen nicht akzeptiert und respektiert wird, wenn man sie daran hindert, in ihrem eigenen gemäßigten Tempo zu agieren und sich genügend Erholung zu gönnen.

Da die BLAU-Energie von Natur aus sehr ausgeglichen ist, dauert es in der Regel eine Weile, bis sich die Zeichen eines Ungleichgewichts deutlich zeigen. Besonders frustrierend ist es für einen BLAU-betonten Menschen, wenn man Flexibilität von ihm erwartet und durch kurzfristige Planänderungen seine Routine durchkreuzt. Wird z. B. der lang ersehnte Urlaub von heute auf morgen gestrichen, kann ihn das restlos aus der Fassung bringen, selbst wenn der Arbeitgeber die finanziellen Folgen der Urlaubsstornierung trägt. Auch innerhalb der Familie leidet die BLAU-Energie stärker als andere unter Veränderungen und Trennungen.

Ein Kapha-Typ leidet besonders stark unter Veränderungen – in der Familie wie im Beruf.

Etwas loslassen zu müssen, z. B. den Dachboden entrümpeln und persönliche, aber völlig unbrauchbare Dinge wegzuwerfen, bringt die BLAU-Energie in große Bedrängnis. Wenn die Kinder zum Studium das Haus verlassen, fällt eine BLAU-betonte Mutter in ein schwarzes Loch. Auch eine Pensionierung, das Ende einer über Jahre gelebten Berufsroutine, kann dazu führen, dass sich die BLAU-Energie völlig hängen lässt und in Apathie versinkt.

Das gilt für Kinder

Ebenso wie für Erwachsene gilt auch für Kapha-betonte Kinder, dass sie erst dann aus dem Gleichgewicht kommen, wenn sie über lange Zeit zu einer ihnen nicht gemäßen Lebensweise gezwungen waren. Andererseits müssen Eltern allerdings auch darauf achten, dass die BLAU-Energie bei diesen Kindern nicht zu stark wird. Die Trägheit darf nicht überhandnehmen, da das Kind sonst immer schwerer zu eigenem Antrieb zurückfindet.

Wie kommt die BLAU-Energie wieder ins Gleichgewicht?

Das Entscheidende ist, die Stagnation zu unterbrechen und ganz bewusst einen Wechsel herbeizuführen. Für BLAU-betonte Charaktere ist das aus eigener Kraft schwer möglich. Daher ist es sinnvoll, sich dabei von Verwandten, Freunden oder professionellen Helfern unterstützen zu lassen. Es gilt nicht nur zu verstehen, sondern auch wirklich zu verinnerlichen, dass die Situation nicht so bleiben kann, wie sie ist, sondern dass sich jetzt tatsächlich etwas ändern muss. Gewohnheiten und Routinehandlungen müssen erkannt und bewusst durchbrochen werden.

Um die BLAU-Energie wieder in Bewegung zu bringen, ist es sehr wichtig, weniger zu schlafen und sich regelmäßig zu bewegen, selbst wenn es nur simple Spaziergänge sind. Viele Menschen mit starker BLAU-Energie müssen sich anfangs regelrecht dazu zwingen. Es wird leichter, wenn man sich beispielsweise von einer Freundin regelmäßig zum Spaziergang abholen lässt.

Das Motto für die Kapha-Energie lautet: »Das einzig Beständige ist der Wandel.«

Will man ein Kapha-betontes Familienmitglied dabei unterstützen, wieder ins Gleichgewicht zu finden, darf man nicht zu mitfühlend vorgehen. Bedauern bringt nichts. Vielmehr muss man ihm sehr sachlich und beharrlich vor Augen führen, warum eine Veränderung jetzt nötig ist und was er ganz konkret davon haben wird. Anschließend darf man nicht vergessen, regelmäßig nachzufragen und ihn immer wieder daran zu erinnern.

Das gilt für Kinder

Kinder mit viel BLAU-Energie brauchen eine sanfte Hand, die sie dennoch mit Nachdruck anleitet und stimuliert, ihre Trägheitsphasen zu überwinden, um wieder zu eigenem Antrieb zurückzufinden. Die hohe Kunst ist dabei, ihr gemäßigtes Tempo zu berücksichtigen und sich als Erzieher dennoch mit Entschiedenheit und Konsequenz durchzusetzen. Es gilt, das richtige Maß an Regelmäßigkeit, Penetranz und Motivation zu finden.

7 So reagieren Vata, Pitta und Kapha auf- und miteinander

Das Ziel der Evolution im Makro- wie im Mikrokosmos des menschlichen Lebens ist Entfaltung durch ständige Stimulation und Regulierung von Energien. Damit diese Entfaltungsprozesse stattfinden können, kommen wir immer wieder mit Partnern, Kollegen, Freunden, Eltern, Kindern zusammen, die unseren und ihren eigenen Entfaltungsprozess stimulieren und regulieren.

Die häufigsten Konstellationen

Zwei Konstellationen lassen sich dabei am häufigsten beobachten: »Gleich und gleich gesellt sich gern« und »Gegensätze ziehen sich an«.

Gleich und gleich gesellt sich gern

Wir ziehen in jeder Entwicklungsphase die Menschen an, die wir jeweils brauchen.

In der ersten Konstellation zieht man Menschen an, die das eigene Energiefeld stärken und nähren. Z. B. schließen sich zwei Grafiker in GELB-Energie, bisher Einzelkämpfer, zu einem Team zusammen, um so mehr Aufträge zu bekommen und besser zu verdienen. Oder zwei Verwaltungsangestellte in BLAU-Energie heiraten und kaufen sich ein Haus am See, um dort friedlich zu leben. Eine derartige gegenseitige Stärkung ist zunächst sehr wohltuend. Sie kann aber über längere Zeit auch zur Einseitigkeit führen.

Die beiden Grafiker in GELB-Energie bekommen durch den Zusammenschluss zwar sicher einen größeren Kundenkreis. Sie müssen dabei aber nicht unbedingt mehr Umsatz machen, da hier die ROTE und die BLAUE Energie fehlen. Das Ehepaar in

BLAU-Energie genießt zwar gemeinsam die ruhevolle Atmosphäre, hat sich aber vermutlich nach einigen Jahren nicht mehr viel zu sagen. Denn auf die Dauer fehlen vielleicht die Anregung der GELB-Energie und der Druck der ROT-Energie.

Gegensätze ziehen sich an

Die zweite Konstellation tritt häufiger auf: Man zieht unbewusst diejenige Energie an, die einem fehlt, um sich mit der anderen zu ergänzen und vollständiger zu werden. Diese Variante stellt höhere Anforderungen. Eine Ehefrau in friedfertiger BLAU-Energie muss z. B. mit den regelmäßigen Temperamentsausbrüchen ihres Gatten in ROT-Energie fertig werden. Die ständig neuen Entscheidungen eines Chefs in GELB-Energie bringen seinen zielstrebigen Produktmanager in ROT-Energie zur Verzweiflung.

Irgendwo tief innen weiß jeder von uns, dass alle drei Reaktionstypen gleich »wertvoll« sind, dass sie sich in einem größeren energetischen Netzwerk gegenseitig brauchen. Jeder ist an seiner Stelle unverzichtbar. Das Ganze ist größer als die Summe seiner Teile.

Die Gegensätze gemeinsam nutzen

Das Wissen um die Reaktionstypen kann uns im Alltag eine große Hilfe sein. Es ermöglicht, sich selbst und den Partner in einem übergeordneten Bezugsrahmen sozusagen ganzheitlicher wahrzunehmen. Anstatt wie bisher die gegenseitigen Stärken als selbstverständlich hinzunehmen, aber »Entgleisungen« zu verurteilen und daraus verallgemeinernde Schlüsse auf den ganzen Menschen zu ziehen, kann man »Schattenseiten« jetzt aus größerer Distanz betrachten und sie einordnen – als das, was sie eigentlich nur sind: Überreaktionen, das vorübergehende Überhandnehmen wesenstypischer Energien. Genau diese Energien machen ja auch die kreative Qualität der Partnerschaft aus. Also warum nicht in einem (konstruktiven) »Streit«-Gespräch auf diese Unterschiede zugehen, den Konflikt typgerecht diskutieren und klären?

Die drei – bewusst einfach gehaltenen – Übersichten auf den folgenden Seiten zeigen Ihnen, wie die drei Reaktionsenergien prinzipiell aufeinander oder miteinander reagieren.

Kommunikation in ausgeglichener Reaktionsenergie

	mit GELB (Vata)
GELB (Vata) 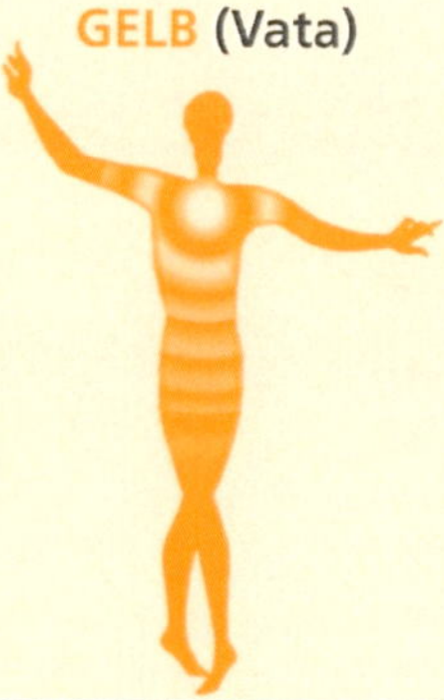	Bei gleicher Zielsetzung haben GELB und GELB geistig immer Gesprächsstoff. Dabei spielen auch ästhetische Gesichtspunkte eine wichtige Rolle, materielle weniger. Man ist viel gemeinsam unterwegs, entwickelt viele interessante Pläne und Ideen, die allerdings selten verwirklicht werden.
ROT (Pitta) 	ROT und GELB schaukeln sich gegenseitig hoch und können zusammen große kreative Leistungen erbringen. ROT analysiert die Ideenfülle von GELB und bringt sie auf den Punkt. Ein gemeinsam als sinnvoll erkanntes Projekt kann ROT mit Unterstützung des flexiblen GELBS weiterentwickeln und – auch Widerständen zum Trotz – konsequent ins Ziel führen.
BLAU (Kapha) 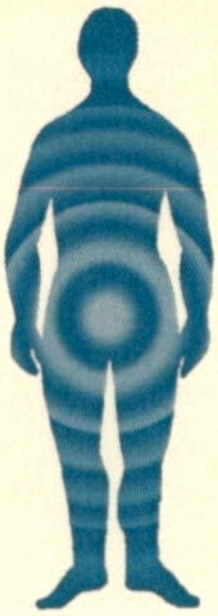	BLAU kann GELB gut zuhören und sich durch dessen Ideen geistig anregen lassen. Zugleich kann es GELB darin unterstützen, aus seinen vielen Ideen diejenigen herauszufiltern, die ökonomisch sinnvoll und praktisch umsetzbar sind.

mit ROT (Pitta)	mit BLAU (Kapha)
GELB und ROT können gute Teampartner sein. Durch seine flexible und spielerische Art kann GELB bei Problemen immer wieder inspirieren und neue Blickweisen eröffnen. Dafür ist ROT besonders dann dankbar, wenn es zu zielstrebig vorgegangen und dadurch einseitig geworden ist. GELB kann ROT davor bewahren, zu extrem zu reagieren.	GELB und BLAU können sich gegenseitig eine Stütze sein. Das flexible und spielerische GELB kann ein behäbiges und beharrliches BLAU wieder in Schwung bringen, wenn dieses zu passiv geworden ist. Denn es zeigt ihm eine neue und leichtere Art, mit dem Leben umzugehen. Da GELB sensibel auf die BLAU-Empfindsamkeit eingehen kann, mag es ihm gelingen, BLAU langsam aus seinem Schneckenhaus herauszuholen.
Bei gleicher Zielsetzung von ROT und ROT potenziert sich die dynamische Willensenergie. Man kann gemeinsam sowohl in der Öffentlichkeit als auch im Privatleben viel erreichen und erleben: wirtschaftliche Erfolge, große Gefühle und leidenschaftliche Momente, denn: »Was man tut, das tut man ganz!«	ROT und BLAU sind gute Partner, besonders in wirtschaftlicher Beziehung. ROT setzt die Ziele und ist die treibende Kraft. Die Ausdauer und Emsigkeit von BLAU garantieren ökonomische Umsetzung und Nachhaltigkeit. Denn BLAU sorgt dafür, dass einmal Erreichtes immer wieder gepflegt und aktualisiert wird.
Durch seine versöhnliche und zugleich nüchterne Art, die Fakten des Lebens zu betrachten, kann BLAU das feurige ROT bei Bedarf beruhigen und immer wieder auf den Boden der Tatsachen bringen. BLAU schafft die Plattform, auf der sich Projekte entfalten können.	Bei gleicher Zielsetzung gilt die Devise »Leben und leben lassen«. BLAU und BLAU wissen, was sie aneinander haben und dass sie sich aufeinander verlassen können. Man macht es sich gemeinsam gemütlich.

Kommunikation in unausgeglichener Reaktionsenergie

	mit GELB (Vata)
GELB (Vata) 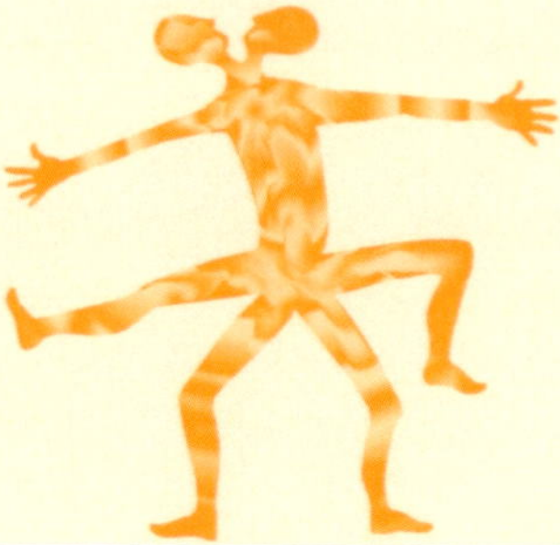	Die Unbeständigkeit potenziert sich. Man redet unaufhörlich aufeinander ein, wird zur gegenseitigen nervlichen Belastung. Einer macht den anderen verrückt, der Alltag wird chaotisch. Besonders wenn keine übergeordnete, gemeinsame Zielsetzung vorliegt, können GELB und GELB keinen gemeinsamen Nenner mehr finden.
ROT (Pitta) 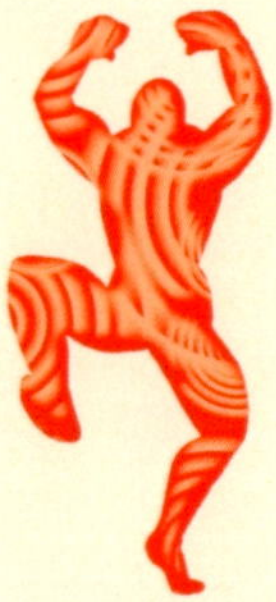	ROT neigt dazu, GELB unter seine Fittiche zu nehmen, um zu versuchen, dessen Aufregung und Verwirrung unter Kontrolle zu bekommen. GELB fühlt sich dadurch bedroht, eingeengt, gegängelt oder bevormundet. Es rebelliert dagegen oder reagiert verängstigt.
BLAU (Kapha) 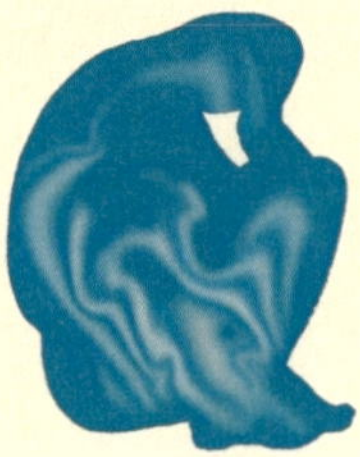	BLAU betrachtet GELB als unpraktischen oder unrealistischen Spinner. Es kann und will seinen Ideen und Höhenflügen nicht folgen, sieht die Dinge rein pragmatisch. BLAU überreagiert auf materieller Ebene, z. B. kauft es viele Geschenke, um GELB zu beruhigen. GELB fühlt sich dann von BLAU mit Materie »erschlagen«, aber nicht richtig verstanden. BLAU ist absolut ratlos.

mit **ROT** (Pitta)	mit **BLAU** (Kapha)
Das innere Chaos von GELB, das ständige besorgte Fragen reizt und belästigt ROT, treibt es zur Weißglut. ROT reagiert verletzend und aggressiv. Das versetzt GELB noch mehr in Panik.	GELB blockiert BLAU. Denn GELB regt sich immer mehr auf, worauf BLAU sich immer mehr einigelt – Redegewitter gegen Funkstille. Verständnis für die gegenseitigen Stressmuster aufzubringen, ist fast unmöglich. Also müssen GELB und BLAU sich Zeit geben oder eine Vermittlung von außen zulassen.
Die enorme Energie von ROT und ROT wird destruktiv. Aus Freunden werden Feinde: Es kommt zu lautstarken Streitigkeiten, gnadenlosem Wettbewerb, zerstörerischen Machtkämpfen, schlimmstenfalls zum Kampf bis aufs Messer.	ROT will BLAU antreiben, in Bewegung bringen – und geht dabei nicht eben zimperlich vor. BLAU rettet sich gegen den »Sklaventreiber« durch passiven Widerstand, zieht sich zurück, sitzt es aus. Es ist keine Kommunikationsbasis mehr gegeben. BLAU reagiert äußerlich unbeweglich – so, als ob es das Ganze nichts anginge, und wartet, bis das Gewitter vorbei ist.
BLAU fühlt sich von ROT bedrängt, gegen sein natürliches Phlegma anzuleben. Deshalb delegiert es immer mehr Aufgaben an ROT, das dadurch immer hektischer agiert und dies BLAU vorwirft. BLAU fühlt sich dadurch belastet, verkannt, lässt sich aber nichts anmerken. Ist seine Belastungsgrenze erreicht, zieht sich BLAU – für ROT völlig überraschend – zurück. Für BLAU ist die Angelegenheit damit ein für allemal erledigt.	Im entgleisten Zustand ist keinerlei Verständigung mehr möglich. Jeder schweigt – frei nach dem Motto: »Mal sehen, wie lange er oder sie das aushält!«

So bringen sich die Energien gegenseitig ins Gleichgewicht

	mit GELB (Vata)
GELB (Vata) 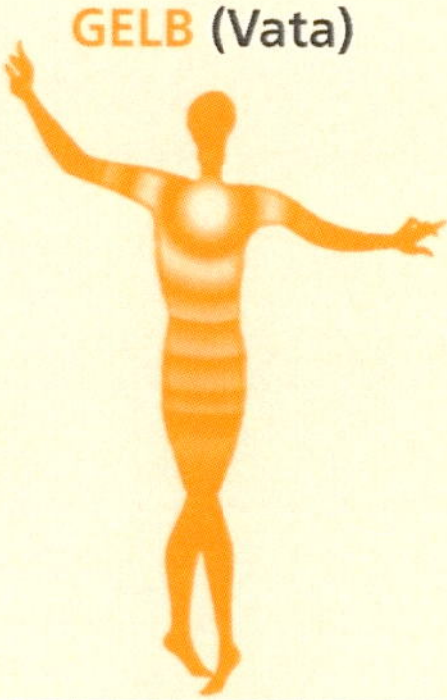	Rücksicht aufeinander nehmen, gemeinsam zur Ruhe kommen, z. B. bei Spaziergängen in der Natur oder bei einem schönen Essen. Jeden über sein Thema reden lassen und die gemeinsamen Schnittstellen suchen. Gemeinsame Besuche geistig inspirierender oder künstlerischer Veranstaltungen. Austausch über spirituelle Themen pflegen.
ROT (Pitta) 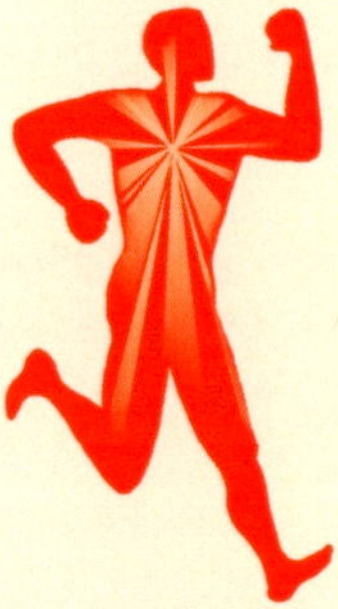	Geduld und Verständnis signalisieren. GELB nicht mit dem eigenen Dominanzanspruch erdrücken, es reden lassen, ohne Ratschläge zu erteilen.GELB durch das eigene Beispiel dabei unterstützen, wieder Struktur zu bekommen, aber nichts von ihm fordern, nichts vorschreiben.
BLAU (Kapha) 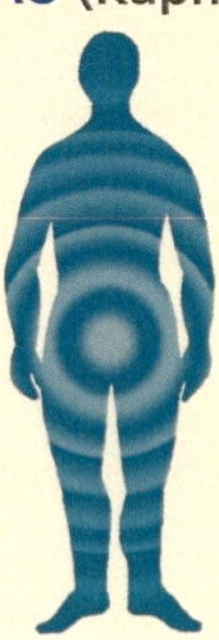	GELB Ruhe und Geborgenheit vermitteln. Aktiv zuhören, was es zu sagen hat. Auf sein empfindliches Nervenkostüm Rücksicht nehmen. In praktischen Dingen Hilfestellung leisten, aber GELB nicht zu sehr vereinnahmen oder an ihm klammern.

mit ROT (Pitta)	mit BLAU (Kapha)
Mit Lebendigkeit und Lebenslust die zu starke Fokussierung von ROT auflockern. Durch witzige Bemerkungen neue überraschende Blickpunkte setzen. Sich darin üben, ROT mehr Reibungsfläche zu bieten und sich Auseinandersetzungen zu stellen. Lernen, die starken Gefühle, auch Machtansprüche von ROT als Temperamentsäußerungen zu verstehen und nicht überzubewerten.	BLAU mit Witz aus der Reserve locken. Aber nicht zu viel auf es einreden, sondern das Wesentliche klar und ehrlich zum Ausdruck bringen. Seine ökonomische Seite anerkennen, aber neue Sichtweisen und andere Maßstäbe aufzeigen. Auch übergeordnete Aspekte wie Gemeinwohl und Spiritualität in das Gespräch einbringen. Die angeborene Intuition und Empfindsamkeit von BLAU dadurch wieder neu beleben.
Nicht mit den gleichen Waffen zurückschlagen. Von der Wettbewerbs- auf die Herzensebene überwechseln. Mitgefühl signalisieren. Versuchen, die Angelegenheit sportlich zu sehen. Witz und Humor als konstruktive Problemlöser nutzen. Sich gemeinsam für ein übergeordnetes Ziel einsetzen.	Die Andersartigkeit von BLAU erkennen und respektieren. Geduldig sein starkes Sicherheitsdenken hinterfragen. Neue Anstöße und Blickpunkte geben. Verantwortung auf BLAU übertragen. Nicht nörgeln, nicht zu viel Perfektion fordern. Sanften Druck ausüben, aber BLAU nicht überfordern. Es zum Mitmachen verführen, z. B. zu einer sportlichen Aktivität abholen.
Den Vulkan verrauchen lassen. ROT zu verstehen geben, dass man es zwar durchschaut, aber trotzdem Verständnis für es hat. Sich trauen, die eigenen Gefühle offen zu äußern. Weniger Verantwortung auf ROT abschieben. Gemeinsam die schönen Seiten des Lebens genießen.	»Alte Kamellen« gedanklich oder verbal nicht immer wieder aufwärmen, sondern sie gemeinsam endgültig ad acta legen. Konstruktive Erfahrungen und Tipps darüber austauschen, wie man Veränderungen früher schon einmal bewältigt hat und wie man die jetzt anstehende Veränderung Schritt für Schritt durchführen wird.

8 Ermitteln Sie Ihren eigenen Reaktionstyp

Wahrscheinlich haben Sie sich schon bei der Lektüre der verschiedenen Reaktionstypen weitgehend richtig eingeschätzt. Der Fragebogen im Anhang soll Ihnen helfen, diese subjektive Einschätzung abzusichern und Ihnen Ihr individuelles Reaktionsprofil vermitteln. Sollten Sie nicht alle Punkte selbst eindeutig beantworten können, fragen Sie auch Ihren Partner, Freunde, Verwandte oder andere Menschen, die Sie lange kennen. Da diese naturgemäß einen größeren Abstand zu Ihnen haben, entscheiden sie häufig schneller und treffsicherer als Sie selbst.

Fragen Sie auch Ihren Partner oder Menschen, die Sie gut kennen.

Hilfreich ist auch, Ihre Eltern oder andere Verwandte zu fragen, wie Sie als älteres Kind oder als Jugendlicher reagiert haben, also in einer Zeit, in der veranlagte Reaktionsmuster oft noch unmittelbarer ausgelebt werden konnten.

Beantworten Sie die Fragen ehrlich, ohne dem Wunschbild zu verfallen, wie Sie lieber reagieren würden.

Wie reagieren Sie normalerweise?

Wichtiger Hinweis besonders für Menschen, die bisher andere Bachblüten-Fragebögen ausgefüllt haben: Im Gegensatz zu den Fragen der klassischen Bachblütentherapie, wo es darum geht festzustellen, welche seelischen Verhaltensmuster Ihnen jetzt aktuell Probleme bereiten, geht es hier um Ihre psychophysische Konstitution, also ist die Art und Weise, wie Sie in normalem, d. h. relativ ausgeglichenem Zustand – also die meiste Zeit Ihres Lebens – reagieren.

Hier geht es nicht um die jetzt aktuelle Situation, sondern um Ihre normale Reaktion.

Ist die Beantwortung des Fragebogens für Sie dennoch schwierig, so kann es sein, dass eine akute problematische Situation den Blick auf Ihren Reaktionstyp verstellt. In diesem Fall wäre es sinnvoller, jetzt z. B. mithilfe des Fragebogens auf meiner Website www.bach-bluetentherapie.com eine individuelle, auf diese akute Situation zugeschnittene Bachblütenmischung zu ermitteln, diese einzunehmen und erst später Ihren Reaktionstyp zu bestimmen.

So füllen Sie den Fragebogen aus

Der Fragebogen (im Anhang) enthält 17 Fragen mit Antworten in den Reaktionsvarianten GELB, ROT und BLAU, wobei zur Abrundung des Bildes auch Reaktionen bezüglich Appetit, Schlafverhalten u. Ä. mit abgefragt werden.

Kreuzen Sie bei jeder Frage nur eine Antwort an.

In diesem Bogen kreuzen Sie bitte bei jeder Frage nur eine Möglichkeit an. Wenn für Sie bei einer Frage zwei Antworten gleich richtig zu sein scheinen, nehmen Sie bitte diejenige, die sich beim Antworten spontan »leichter« für Sie anfühlt.

Wenn bei einer Frage nur ein Teil der Antwortformulierung – dieser dann aber ganz genau – zutrifft, kann die entsprechende Antwort insgesamt angekreuzt werden.

Ein Beispiel: Wenn für Sie bei Frage 2 (»Wie kommen Sie zu einer Entscheidung?«) der erste Teil der dritten Antwortvariante (BLAU) »Weil ich sorgfältig alle Einzelheiten überprüfe« nicht zutrifft, der zweite Teil »... brauche ich viel Zeit, um eine Entscheidung zu treffen« jedoch genau stimmt, dann kreuzen Sie den BLAUEN Kreis an.

Oder: Wenn für Sie bei Frage 8 (»Was ist meistens die Ursache, wenn Ihnen ein Fehler passiert?«) die Antwort »Ich bin unkonzentriert oder nervös« nicht zutrifft, sehr wohl aber »abgelenkt«, kreuzen Sie den GELBEN Kreis an.

Was sagt Ihnen Ihr Reaktionsprofil?

Die Verteilung der GELB-, ROT- und BLAU-Antworten im Fragebogen zeigt Ihr ganz grundsätzliches energetisches Reaktionsprofil – so, wie es schon in Ihrer Kindheit vorhanden war. Wenn Sie die Kreise im nebenstehenden Profilschema mit drei Buntstiften gemäß Ihren Antworten in Gelb, Rot und Blau ausmalen, haben Sie es als Muster plastisch vor Augen. Trotzdem sollten Sie das Ergebnis nicht absolut, sondern als starke Tendenz betrachten. Denn da wir alle Reaktionsenergien in uns haben und diese ständig in Bewegung sind, könnten sich, wenn Sie den Fragebogen zu einem späteren Zeitpunkt erneut ausfüllen, einige kleine Abweichungen ergeben. In diesem Fall tritt dann eine andere Facette Ihrer energetischen Persönlichkeit stärker in den Vordergrund.

Welche Energie wirkt wann?

Ihr persönliches Reaktionsprofil hilft Ihnen, sich selbst besser kennenzulernen und Ihre ROT-, GELB- und BLAU-Anteile gezielter zu nutzen.

Sie lernen sich selbst noch besser kennen, wenn Sie herausfinden, in welchen Lebenssituationen die drei Energien in Ihnen jeweils bevorzugt zum Einsatz kommen. Beispielsweise die weiche BLAU-Energie in der Familie, wenn Sie mit einem Kind sprechen? Die scharfe ROT-Energie, wenn Sie sich am Arbeitsplatz in einer Auseinandersetzung durchsetzen müssen?

Fragen Sie sich auch: Wie nutzen Sie die Energien in den einzelnen Lebensbereichen? Einer Verlegerin z.B. liefert die GELB-Energie ihre Ideen, welche Themen sie in ihr Buchprogramm aufnehmen soll. Ihre ROT-Energie hilft ihr, das Programm zu konzipieren und exakt durchzuplanen. Ihre BLAUE Seite ermöglicht ihr, die materiellen Aspekte zu kalkulieren und jedes einzelne Buch konkret auf den Markt zu bringen. Derartige Selbstbetrachtungen zeigen Ihnen, wie Sie Ihr Leben noch gezielter nach Ihren persönlichen Reaktionsenergien ausrichten können.

Im folgenden Kapitel erfahren Sie, welche Reharmony-Mischung Sie dabei unterstützen kann.

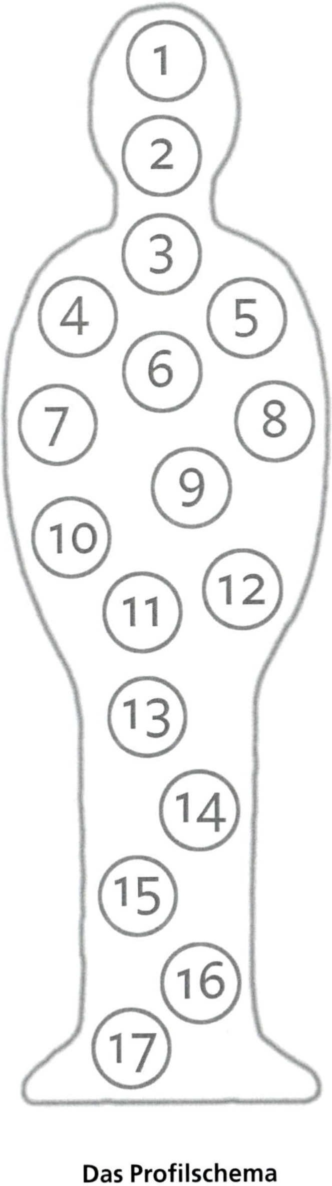

Das Profilschema
(Die Anordnung der Zahlen im Körperschema hat keine tiefere Bedeutung.)

Kopieren Sie sich vor dem Ausfüllen diese Vorlage zur Verwendung in Familie und Freundeskreis.

Reaktionsprofile im Dialog

Für ein besseres Miteinander – Reaktionsprofile helfen uns, den anderen besser zu verstehen

Verwenden Sie Reaktionsprofile auch zur Verbesserung der Kommunikation innerhalb der Familie oder im Freundeskreis. Wer die Reaktionsprofile der ihm nahestehenden Menschen kennt, kann mit ihnen stressfreier umgehen.

Lassen Sie die betreffenden Personen den Fragebogen (für Erwachsene) selbst ausfüllen. Kopieren Sie für jede Person das Profilschema auf Seite 51 und malen Sie die Kreise wie auf Seite 50 beschrieben aus.

Legen Sie die Profilschemata nebeneinander und verbinden Sie die Kreise bei gleichen Antworten mit einer durchgezogenen, bei abweichenden Antworten mit einer durchbrochenen Linie.

Durchgezogene Linien zeigen an, bei welchen Fragen Sie gleich schwingen, sich also gegenseitig verstehen und verstärken. Die durchbrochenen Linien zeigen, wo Sie und Ihr Gegenüber gegensätzlich reagieren und in der Zukunft deshalb (mehr) Verständnis für Ihre unterschiedlichen Reaktionen entwickeln müssen. Die Tabelle »So bringen sich die Energien gegenseitig ins Gleichgewicht« in Kapitel 7 kann Ihnen dafür praktische Anregungen geben.

Den anderen besser verstehen und respektieren

Das nebenstehende Beispiel für eine Mutter und ihren halbwüchsigen Sohn zeigt mit der durchgezogenen Linie bei Frage 12, dass jeder von ihnen gut verstehen kann, dass sich der jeweils andere zurückziehen möchte, wenn er sich über etwas geärgert hat, weil es ihm selbst ja genauso geht. Andererseits zeigt die gestrichelte Linie bei Frage 6 (»Wie reagieren Sie bei kleineren Konflikten im Alltag?«), dass die Mutter eine Klärung fordert und ihre Position konsequent vertritt, während ihr Sohn jedem Streit aus dem Weg gehen und sich raushalten möchte.

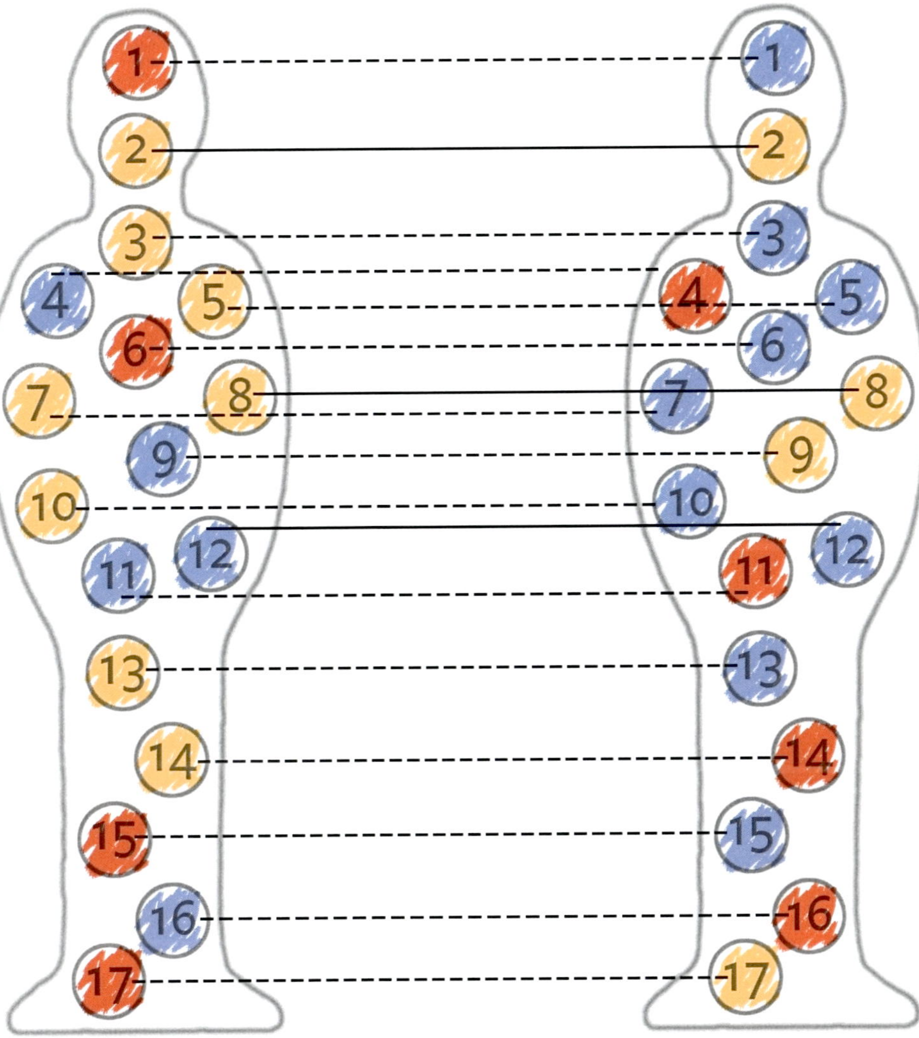

Mutter **Sohn**

——— *Durchgezogene Linie = Harmonie*

- - - - *Durchbrochene Linie = Gegensatz*

9 Bachblüten-Unterstützung für die Reaktionstypen Vata, Pitta und Kapha

In langjähriger Beschäftigung mit Ayurveda, verschiedenen Typenlehren und den Verhaltensmustern der Bachblütentherapie habe ich spezifische Bündelungen von Bachblütenkonzepten bei den Vertretern der drei Reaktionstypen Vata, Pitta und Kapha beobachtet. Besonders, wenn sie sich im negativen Seelenzustand befanden, waren immer wieder gleiche Bachblüten angezeigt.

Reharmony unterstützt die angeborene Konstitution

Dies inspirierte mich zur Komposition von sechs spezifischen Bachblütenmischungen (GELB, ROT, BLAU sowie die Mischformen ORANGE, VIOLETT, GRÜN), in denen je sieben bis zehn verschiedene Bachblüten in einem harmonischen Akkord zusammenklingen und -schwingen. Diese sechs Akkorde können mit den negativen Seelenzuständen in Resonanz treten, die für die jeweiligen Reaktionstypen spezifisch sind, und sie reharmonisieren.

Deshalb nenne ich diese Mischungen Reharmony.

Bei kurmäßiger Einnahme über sechs Wochen bewirken diese Mischungen eine sanfte Grundharmonisierung der jeweiligen Reaktionsstrukturen. So entsteht eine energetische Ausgangsbasis, auf der sich andere Lebensprozesse optimal entfalten können, kurz, man lebt mit seiner angeborenen Konstitution wieder mehr im Einklang.

Diese Bachblütenimpulse führen zur allgemeinen Öffnung gegenüber der eigenen Wesensnatur. Man rückt sich selbst wieder ein Stück näher und fühlt sich wohler in seiner Haut.

Das Reharmony-Programm

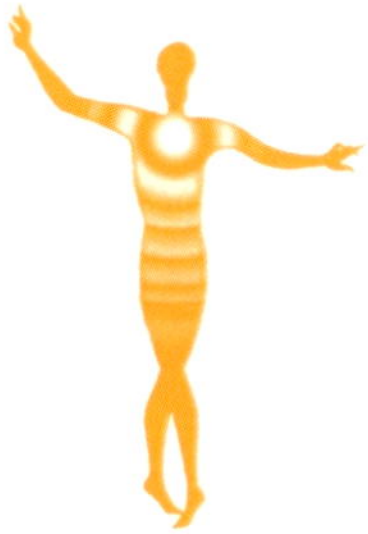

Reharmony-Mischung für Reaktionstyp GELB (Vata)

Diese Bachblütenmischung unterstützt Menschen mit hoher Flexibilität und Wendigkeit,

- besser in sich zentriert zu bleiben,
- geistig den Überblick zu behalten,
- in Ruhe zur Entscheidung zu finden
- und dabei den roten Faden nicht aus den Augen zu verlieren.

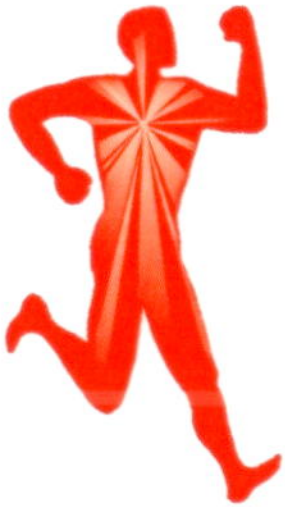

Reharmony-Mischung für Reaktionstyp ROT (Pitta)

Diese Bachblütenmischung unterstützt tüchtige Menschen mit ausgeprägter Willensstärke und Tatkraft,

- im Denken und Handeln das rechte Maß zu finden,
- nur realistische Forderungen an sich selbst und andere zu stellen
- und herausfordernde Situationen weniger kämpferisch, sondern liebevoller anzugehen.

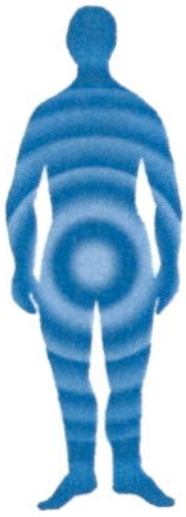

Reharmony-Mischung für Reaktionstyp BLAU (Kapha)

Diese Bachblütenmischung unterstützt Menschen mit einem ausgeprägten Hang zur Ruhe und Friedfertigkeit

- innerlich beweglich und lebendig zu bleiben,
- Überholtes rascher loszulassen,
- sich neuen Herausforderungen bereitwilliger zu stellen
- und aktiver für die eigenen Interessen einzutreten.

Reaktionstyp ORANGE (Vata und Pitta)

Finden sich in einem Menschen GELB- und ROT-Energie (Luft und Feuer) etwa zu gleichen Teilen, kann sich die Dynamik dieser Energien potenzieren. Die Kerze brennt an beiden Enden. Dabei kann man sowohl ROT (zornig und ungeduldig) als auch GELB (wechselhaft und schwankend) reagieren und sich dadurch völlig verausgaben.

Besonders Kinder mit dieser Energiekombination neigen zu einem solchen Verausgaben. Da sie sehr empfindsam, aber zugleich auch stark emotional veranlagt sind, reagieren sie sensibel auf Spannungen im familiären Umfeld. Ihr Nervensystem ist sehr schnell überreizt.

Die Reharmony-Mischung ORANGE gilt nur, wenn die Reaktionsenergien GELB und ROT bei der Auswertung Ihres Fragebogens (Seite 106) etwa gleich stark vertreten sind.

Die Reharmony-Mischung ORANGE zielt auf den Wiederaufbau der inneren Orientierung und der stärkeren Abgrenzung der eigenen Persönlichkeit.

Sie brauchen Reharmony für Reaktionstyp ORANGE,
... wenn Sie bei Stress das Gefühl haben, rastlos und getrieben zu sein, ständig unter Zeitdruck stehen,
... wenn Ihre Gefühle sehr intensiv sind, aber oft zwischen aggressiv und ängstlich-defensiv schwanken,
... wenn Sie leicht ungeduldig und kritisch reagieren, auch sich selbst gegenüber,
... wenn Sie schnell nervös werden und erschöpft sind.

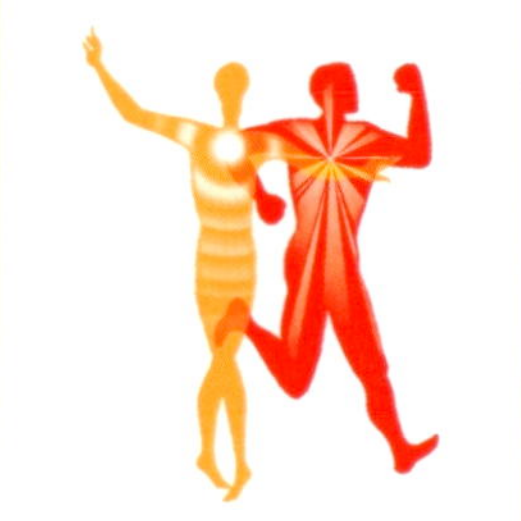

Reharmony-Mischung für Reaktionstyp ORANGE

Diese Bachblütenmischung unterstützt Menschen mit hoher Begeisterungsfähigkeit und kreativem Tatendrang,

- emotional und kräftemäßig in Balance zu bleiben,
- die innere Orientierung zu behalten,
- individuell einen goldenen Mittelweg anzustreben,
- sich besser abzugrenzen.

Reaktionstyp VIOLETT (Pitta und Kapha)

Wenn die intensive ROT-Energie mit der »ökonomischen« Ausdauer der BLAU-Energie in etwa gleichen Teilen zusammenwirkt, kommt es sicher zu einem effizienten Ergebnis.

Dauererfolg kann jedoch selbstbezogen bis selbstgefällig machen. Es besteht die Gefahr, dass das gesamte Energiefeld dieser Menschen zu fixiert und ihre Haltung zu starr wird. Das fällt allerdings zunächst ihrer Umgebung auf. Die Betroffenen bemerken dies erst nach einer schweren Krise. Sie brauchen dann die aufgeschlossene und flexible Energie eines GELB-Typs.

Die Reharmony-Mischung VIOLETT zielt auf die Lockerung stark fixierter, einseitiger Reaktionsmuster in Zusammenhang mit Leistung und Erfolg.

Die Reharmony-Mischung VIOLETT gilt nur, wenn die Reaktionsenergien BLAU und ROT bei der Auswertung Ihres Fragebogens (Seite 106) etwa gleich stark vertreten sind.

Sie brauchen Reharmony für Reaktionstyp VIOLETT,
… wenn Sie sich unter Stress immer schwerer und fester fühlen,
… wenn Ihnen Leichtigkeit und Spontaneität abhandengekommen sind,
… wenn Sie Gefahr laufen, sich mit Ihren Erfolgsstrategien auf alten Gleisen festzufahren,
… wenn es Ihnen schwer fällt, Ihren Blickwinkel zu verändern und sich auf etwas Neues einzustellen.

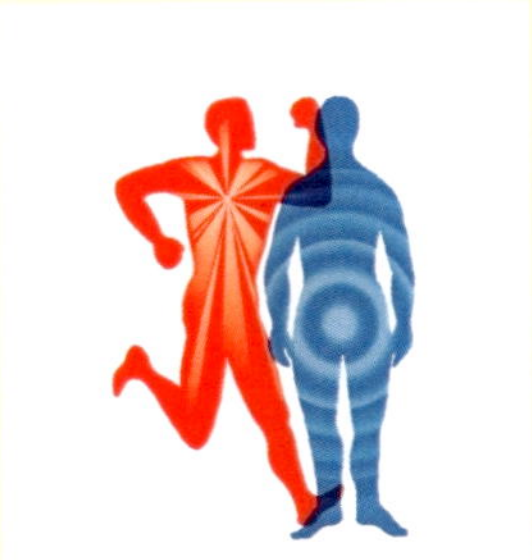

Reharmony-Mischung für Reaktionstyp VIOLETT

Diese Bachblütenmischung unterstützt Menschen bei ihrem erfolgreichen Führen und Lenken,

- einige Dinge lockerer zu sehen,
- auch mal an Verantwortung abzugeben,
- nicht zu stur und selbstzufrieden zu reagieren,
- andere Menschen in ihrem Anderssein zu respektieren und zu würdigen,
- mehr Spontaneität, Veränderungen und neue Herausforderungen im eigenen Leben zuzulassen.

Reaktionstyp GRÜN (Kapha und Vata)

Kommen GELB- und BLAU-Energie zusammen, gleichen sie sich im harmonischen Zustand gut aus. Die Ruhe der BLAU-Energie gleicht die Schnelligkeit und Hektik der GELB-Energie aus.

Sind beide Energien disharmonisch, ist dieser gegenseitige Ausgleich nicht mehr möglich. Vielmehr driften je nach Umständen die Reaktionen immer mehr auseinander. Man reagiert z. B. in einer Entscheidungssituation einmal übereilt und dann wieder unverhältnismäßig zögerlich. Diese Gegensätzlichkeit wirkt auf das Umfeld irritierend. Man gilt als unberechenbar und kommt unter Umständen auch mit sich selbst immer weniger klar.

Die Reharmony-Mischung GRÜN zielt auf den Ausgleich sehr gegensätzlicher Energien, aber auch auf die Lockerung der daraus hervorgehenden chronischen Reaktionsmuster.

Die Reharmony-Mischung GRÜN gilt nur, wenn die Reaktionsenergien BLAU und GELB bei der Auswertung Ihres Fragebogens (Seite 106) etwa gleich stark vertreten sind.

Sie brauchen Reharmony für Reaktionstyp GRÜN,
… wenn Sie unter Stress das Gefühl haben, es geht nichts weiter,
… wenn Sie darunter leiden, dass sich Ihre Meinung ständig ändert,
… wenn Sie sehr verletzlich reagieren und es Ihnen schwer fällt, Ihre Lage realistisch oder objektiv zu beurteilen.
… wenn Sie sich weitgehend den Umständen anpassen oder nach anderen richten.

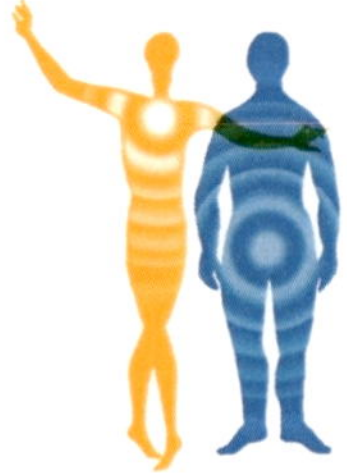

Reharmonymischung für Reaktionstyp GRÜN

Diese Bachblütenmischung unterstützt sensible Menschen mit ausgeprägtem Harmonie- und Sicherheitsbedürfnis,
- ihre Empfindungen und Meinungen aktiv zu vertreten, anstatt sich dem Druck von außen zu fügen,
- mehr von ihren eigenen Fantasien, Ideen und Vorstellungen in die Praxis umzusetzen,
- mehr Mut zur Verantwortung zu entwickeln.

Wann ist eine Grundharmonisierung mit Reharmony besonders angezeigt?

In folgenden Fällen ist der Einsatz von Reharmony-Mischungen besonders sinnvoll:

Vor, während und nach Stressperioden

Empfehlen kann man die Reharmony-Kur als zeitlich begrenzte Präventionsmaßnahme gegen Stress und Burnout. Denn durch Harmonisierung der eigenen seelischen Ressourcen wird das Immunsystem von der seelischen Seite her gestärkt. Dies ist besonders wichtig in Zeiten starker psychischer und/oder körperlicher Anstrengung, wenn eine absehbare Stressperiode bevorsteht oder wenn man sich davon erholen möchte.

Zur seelischen Unterstützung anderer Therapien

Wie eine klassische Bachblütentherapie überhaupt, ist auch die Anwendung von Reharmony empfehlenswert, wenn man die Wirkung anderer Therapiemaßnahmen unterstützen und optimieren möchte, seien sie naturheilkundlicher oder allopathischer, physiotherapeutischer oder psychotherapeutischer Art.

Als motivierende Begleitung von Reha und Kur

Besonders positiv sind die Erfahrungen mit Reharmony als Motivationshilfe und seelische Unterstützung bei Reha-Maßnahmen und Kuren aller Art, z. B. zur Begleitung von Ausleitungstherapien und Entschlackungskuren.

Hinweise zu Anwendung und Bezug der Reharmony®-Mischungen finden Sie ab Seite 62.

Als Vorbereitung auf eine individuelle Bachblütentherapie

Die Reharmony-Grundharmonisierung ist die ideale Vorbereitung auf eine klassische Bachblütentherapie, insbesondere wenn das Problem vielschichtig und schwer überschaubar ist. Nach der vier- bis sechswöchigen Grundharmonisierung ist der Gesprächspartner offener und geklärter. Die eigentliche Bachblütentherapie verläuft einfacher, weil die verschiedenen Problempunkte sich jetzt besser herauskristallisieren.

Als Alternative zum Dauergebrauch der Notfalltropfen

Eine Reharmony®-Kur ist aber auch sehr sinnvoll für Menschen, die bisher keine individuelle Bachblütenmischung einnehmen, aber doch seelisch etwas für sich tun wollen und deshalb sehr häufig die Notfalltropfen nehmen. Rescue Remedy wurde von Bach jedoch nicht als „Seelentropfen" zum unspezifischen Dauergebrauch konzipiert, sondern zur Anwendung in besonderen Notfallsituationen (siehe auch Seite 104).

Reharmony bei Kindern

Zur Bestimmung des Reaktionsprofils Ihres Kindes verwenden Sie den Fragebogen ab Seite 113.

Wie oft bemüht sich eine Mutter, in schwierigen Situationen für ein Kind oder andere Familienmitglieder eine passende Bachblütenmischung zusammenzustellen? Und sehr häufig ist der Erfolg nicht durchschlagend, weil sie ja selbst Teil des Familiensystems ist und nicht genügend Abstand zum Problem hat – und auch nicht haben kann. In diesen Situationen neigt man als Mutter häufig dazu, für ein Kind Bachblüten auszuwählen, deren Potenzial man sich für das Kind wünscht, beispielsweise mehr Selbstwertgefühl (Larch). Man bemerkt vielleicht nicht, was ihm wirklich fehlt, z. B. ganz persönliche Zuwendung (Heather) oder ausreichende Erholungsphasen (Olive).

Einfach und effektiv

Die Ermittlung der passenden Reharmony-Mischung ist nicht nur wesentlich einfacher, sondern reicht in vielen Fällen auch aus, um das seelische Gleichgewicht des Kindes wiederherzustellen. Denn die richtige Reharmony-Mischung stärkt ja die energetische Basis des Kindes und hilft ihm so, seine Anlagen und Talente besser zu entfalten.

Aufgrund ihrer hohen Sensitivität reagieren Kinder bekanntlich auf Bachblütenmischungen seismografisch genau. Das trifft auch für Reharmony zu. Die Kinder sagen eindeutig, ob sie die entsprechende Reharmony-Mischung brauchen, ob sie sie durchgehend nehmen wollen oder unregelmäßig nach Bedarf. Sie lehnen eine weitere Einnahme entschieden ab, sobald die Reharmonisierung erreicht ist.

Gerade bei Kindern ist das Reharmony-Programm eine ebenso wertvolle wie leicht zu handhabende Unterstützung.

Wann Reharmony, wann eine individuelle Bachblütenmischung?

Diese Frage lässt sich am besten an einem Beispiel beantworten:

Eine viel reisende Journalistin möchte nach einer anstrengenden Tour im Frühjahr etwas für Körper, Geist und Seele tun und bucht eine Entschlackungswoche.

Zur Unterstützung und Auffrischung der eigenen seelischen Ressourcen nimmt sie typgerecht Reharmony GELB ein.

Wenige Zeit nach der Kur trifft sie einen alten Freund wieder, von dem sie einmal sehr enttäuscht worden war (Honeysuckle, Willow). Aufgrund dieser Erfahrung reagiert sie heute im Umgang mit Männern sehr zurückhaltend. Der Freund macht neue Annäherungsversuche, und die Frau gerät in Gefühlsturbulenzen (Holly). Sie ist skeptisch und schwankt, ob sie sich auf den Mann nochmal einlassen soll. Ihr Gefühl sagt Ja, ihr Verstand Nein (Scleranthus, Gentian, Cerato).

In dieser Situation unterstützen die genannten Bachblüten, in einer individuellen Mischung eingenommen, die Frau darin, sich über ihre Gefühle und Ziele besser klar zu werden, die eigene starke Zurückhaltung zu hinterfragen und den vielleicht längst fälligen Entwicklungsschritt zu machen.

Unter www.bachbluetentherapie.com finden Sie online einen Fragebogen mit 38 Fragen zur Bestimmung einer individuellen Bachblütenmischung.

Reharmony, nehmen Sie, wenn …

… Sie eine seelische Auffrischung brauchen.
… Sie sich seelisch unterstützen, aber keine Probleme wälzen möchten.
… Sie sich seelisch wohler fühlen und mehr im Einklang mit Ihrem Konstitutionstyp leben wollen.

Eine individuelle Blütenmischung nehmen Sie, wenn …

… Sie gezielte Erkenntnisprozesse zur Klärung einer aktuellen Belastungssituation herbeiführen möchten.
… ein persönliches Problem, das sich als Stolperstein in Ihrer eigenen Entwicklung immer wieder bemerkbar macht, wieder akut wird und jetzt endlich gelöst werden sollte.

Das Reharmony-Programm ersetzt keine individuelle, klassische Bachblütentherapie.

Praktische Hinweise

Die Reharmony-Mischungen können in Deutschland, Österreich und der Schweiz über ausgewählte Apotheken-Partner bestellt werden. Die aktuellen Bezugsadressen finden Sie auf der Website www.reharmony.com.

Anwendungsdauer

- Die Reharmony-Mischung wird kurmäßig 4 bis 6 Wochen lang angewendet – so lange, bis die 50-ml-Flasche leer ist. In der Regel wird man nach Ablauf von ca. 3 bis 6 Wochen feststellen, dass man sich insgesamt harmonischer und wohler fühlt.

- Wenn man dann das Gefühl hat, dass eine Grundharmonisierung noch nicht vollständig erreicht ist, kann man die gleiche Mischung auch länger einnehmen.

- Alternativ kann man – am besten zusammen mit einem Gesprächspartner – erneut den Fragebogen ausfüllen und überprüfen, ob das Ergebnis gleich geblieben ist oder ob sich einzelne Antworten verändert haben. Möglicherweise wird jetzt eine andere Reharmony-Mischung gebraucht.

- Falls Sie sich nach dem Auswerten des Fragebogens statt zur ermittelten Mischung eher zu einer anderen Mischung hingezogen fühlen, könnte es auch sein, dass Ihr angeborener Reaktionstyp umständebedingt von einer anderen Reaktionsstruktur überlagert ist, die vorrangig reharmonisiert werden muss. Nehmen Sie in diesem Fall die Mischung, zu der Sie sich jetzt am meisten hingezogen fühlen. Die mit der Tabelle auf Seite 119 ermittelte Reharmony-Mischung ist dann vielleicht im nächsten Schritt als »Follow-up« noch besser angezeigt.

Kombinierbarkeit

Die Reharmony-Mischung kann, wie jede andere Bachblütenmischung auch, parallel zu jeder anderen Medikation eingenommen werden.

Reharmony kann parallel zu jeder anderen Medikation eingenommen werden.

Die gleichzeitige Einnahme von Reharmony und einer individuellen Bachblütenmischung ist allerdings nicht sinnvoll. Möglich ist jedoch eine gleichzeitige, vorübergehende (tageweise) Einnahme von einzelnen Bachblüten im Wasserglas.

10 Die 38 Bachblüten für jeden Reaktionstyp

Dieses Kapitel bietet eine Kurzzusammenfassung der Schlüsselsymptome für die 38 Bachblüten und für die Notfalltropfen. Die praxisbezogenen Beispiele zeigen Situationen auf, in welchen die einzelnen Bachblüten den Reaktionstypen GELB, ROT und BLAU helfen können.

Keinesfalls lassen sich die einzelnen Bachblüten jeweils nur einem der drei Reaktionstypen zuordnen.

Zwar lässt sich in der Praxis feststellen, dass sich bestimmte bachblütentypische Verhaltensmuster bei einzelnen Reaktionstypen häufiger wiederfinden als bei anderen, z. B. Holly bei Vata, Scleranthus bei Pitta und Centaury bei Kapha. Aber keinesfalls lassen sich einzelne oder mehrere der 38 Bachblüten nur einem der drei Reaktionstypen zuordnen. Wie die Beispiele zeigen, nutzt jeder Reaktionstyp jede der Blüten in unterschiedlicher Weise.

Vermutlich werden Sie sich in dem einen oder anderen Beispiel selbst wiedererkennen, vielleicht auch einige für Sie sehr charakteristische Bachblütenmuster entdecken. Das bedeutet noch nicht, dass Sie diese Bachblüten jetzt akut brauchen. Für die Zusammenstellung einer individuellen, situationsbezogenen Bachblütenmischung ist dieses Kapitel auch gar nicht gedacht. Betrachten Sie es eher als Anregung zu einer tieferen Beschäftigung mit den 38 Bachblüten. Dafür empfehle ich mein Standardwerk: Die Original Bach-Blütentherapie. Das gesamte theoretische und praktische Bach-Blütenwissen.

Hinweise zum Einsatz bei Kindern

Typische Situationen, in denen die Bachblüten in individuellen Mischungen für Kinder häufig angezeigt sind, ergänzen die jeweiligen Blütenporträts. Vielleicht erkennen Sie Ihr Kind in der einen oder anderen Beschreibung wieder.

Anregungen für erfahrene Bachblütenanwender

Wer die Bachblüten schon kennt und vielleicht sogar in der Praxis klassisch beratend mit ihnen arbeitet, kann diese Zusammenstellung zusätzlich, gewissermaßen als Inspirationsquelle, zur Hand nehmen. Durch die besondere Art, in der die 38 Bachblüten in diesem Buch beschrieben sind, lernen auch erfahrene Anwender neue Facetten der Blüten kennen, die in den klassischen Beschreibungen der Symptome nicht vorkommen.

Der Zugang über die Reaktionstypen eröffnet dem erfahrenen Anwender eine neue Perspektive in der Beratung.

Das kann die Diagnose sehr bereichern und eventuell zur Anwendung von Bachblüten führen, an die man normalerweise nie gedacht hätte.

Die Farbskala am Fuß jedes Blütenporträts zeigt, in welcher Reharmony-Mischung diese Blüte vorhanden ist.

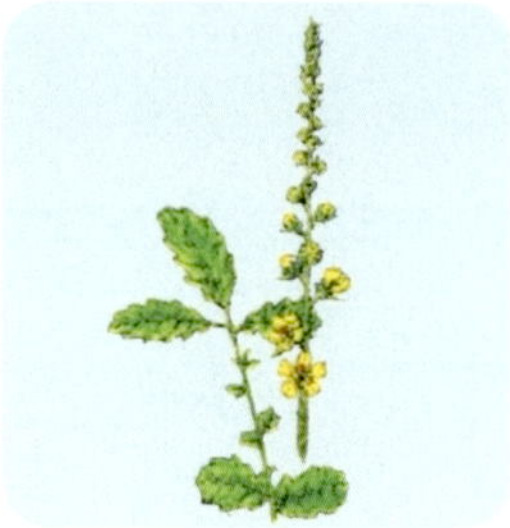

1 Agrimony – die Ehrlichkeitsblüte

Schlüsselsymptome

Quälende Gedanken und innere Unruhe sollen hinter einer Fassade von Fröhlichkeit und Sorglosigkeit verborgen werden.

Agrimony ist z. B. angezeigt,

Von der Scheinharmonie … … zum inneren Frieden

● …wenn in einer Stresssituation ein Vata-Typ den Überblick verliert, fahrig und nervös wird, sich dies aber nicht anmerken lassen will. Er überspielt dies häufig, indem er z. B. besonders viel redet oder immer wieder neue Vorschläge macht.

● …wenn ein Pitta-Typ bei beruflichen Rückschlägen oder Niederlagen im Konkurrenzkampf sein Gesicht bewahren will und betont souverän auftritt.

● …wenn Menschen in starker Kapha-Reaktion ihre Sensibilität überspielen. Wenn sie sich nicht anmerken lassen wollen, wie nahe ihnen etwas geht, sondern ihren Trost in Essen oder Schlafen suchen.

Bei Kindern empfiehlt sich Agrimony,

…wenn ein Kind in einer Trennungssituation der Eltern ungewöhnlich brav und vernünftig reagiert.

…wenn ein Kind in einer schwierigen Situation seine Sorgen nicht zum Ausdruck bringt, sondern stattdessen herumkaspert, z. B., auf seine schlechte Klassenarbeit angesprochen, einen Witz erzählt.

2 Aspen – die Ahnungsblüte

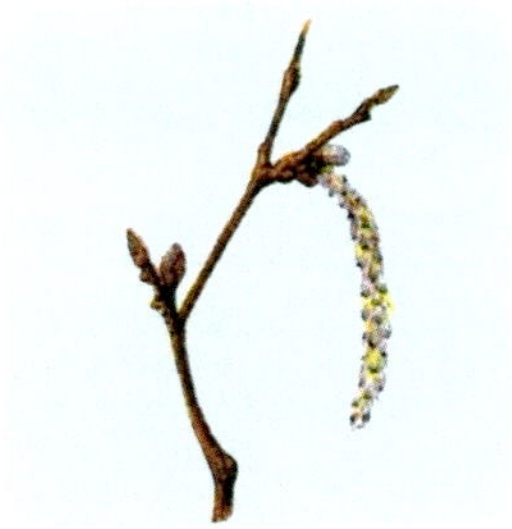

Von dunkler Vorahnung …
… zu bewusster Sensibilität

Schlüsselsymptome

Unerklärliche, vage Ängstlichkeiten; Vorahnungen, geheime Furcht vor einem drohenden Unheil.

Aspen ist z. B. angezeigt,

● … wenn man jemanden kennenlernt, der zunächst sympathisch wirkt, dem näheren Kontakt aber ausweicht, weil einem die Person unheimlich ist – ohne dass man sagen könnte, warum. Bei Vata-Typen ist dies aufgrund ihrer lebhaften Fantasie eine häufige Reaktion.

● … wenn man bei der Durchführung eines Projekts plötzlich mit Gerüchten konfrontiert wird, denen man nicht auf den Grund gehen kann, und dann ratlos reagiert. Diese Reaktion ist besonders typisch bei Pitta. Aufgrund seines Naturells würde dieser Typ am liebsten »den Stier bei den Hörnern packen«. Wo das nicht möglich ist, reagiert er beunruhigt.

● … wenn man z. B. bei Katastrophenmeldungen in der Presse zu düsteren Vorahnungen neigt, die eine vorhandene melancholische Tendenz verstärken. Das innerlich zarte Kapha-Naturell ist besonders empfänglich für Stimmungen aller Art und kommt häufiger einmal in einen Aspen-Zustand.

Bei Kindern empfiehlt sich Aspen,

… wenn sie ohne Licht nicht einschlafen können und sich vor »Monstern« fürchten.

… wenn sie scheinbar grundlos extrem ängstlich oder ablehnend auf fremde Menschen reagieren.

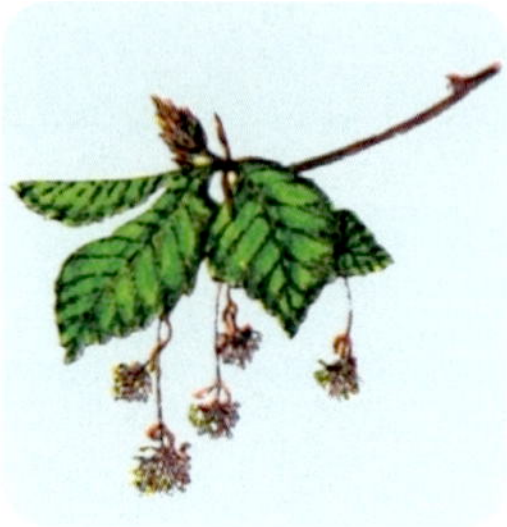

3 Beech – die Toleranzblüte

Schlüsselsymptome

Kritiksucht; Vorurteile, Intoleranz; man verurteilt andere ohne Einfühlungsvermögen oder enthält sich jeder – auch angebrachter – Kritik.

Vom Besserwissen …
… zum besseren Verstehen

Beech ist z. B. angezeigt,

● … wenn man die Leistungen von anderen oder sich selbst zu gnadenlos kritisiert. Aufgrund seines hohen Anspruchs an Perfektion findet sich diese Reaktion häufig bei Pitta.

● … wenn Kapha lernen muss, Fakten genauer zu betrachten, davon ausgehend seine Kritikfähigkeit zu entwickeln – und auch lernen muss, sich der Kritik durch andere im Gespräch zu stellen.

● … wenn das kritische Urteil von Vata zu schwach ist, weil es sich ungern länger mit etwas beschäftigt. Beech kann hier die Urteilsfähigkeit stärken.

Bei Kindern empfiehlt sich Beech,

… wenn ein Kind, das man korrigiert, weil es etwas falsch gemacht hat, herumalbert und versucht abzulenken.

… wenn ein Kind dazu neigt, andere Kinder sehr schnell »doof« zu finden. Niemand kann es ihm recht machen. Wenn Geschenke nicht so ausfallen, wie es das erwartet hat, sagt es dies deutlich. Wenn andere Kinder etwas falsch machen, muss es diese belehren, wie sie es besser machen sollten.

4 Centaury – die Blüte des Dienens

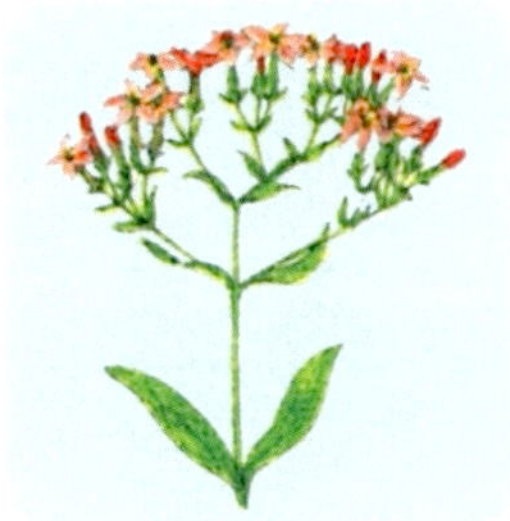

Schlüsselsymptome

Schwäche des eigenen Willens; Überreaktion auf die Wünsche anderer; man kann nicht Nein sagen.

Centaury ist z. B. angezeigt,

Vom passiven Dienen …

… zum aktiven Dienen

- …wenn man in seiner Flexibilität und Kooperationsbereitschaft zu weit geht und dabei die eigenen Interessen aus den Augen verliert. Aufgrund seiner Flexibilität fehlt Vata häufig der Blick für das Eigene.

- …wenn man sich aus Gutmütigkeit oder Bequemlichkeit von anderen Menschen zu viel aufladen lässt. Dieses Verhalten ist bei Kapha häufig.

- …wenn ein Pitta-Typ – der im Allgemeinen sehr gut weiß, was er will, und gut Nein sagen kann – freiwillig auf seinen eigenen Willen verzichtet, z. B. eine lang ersehnte Reise absagt, um seine kranke Mutter zu pflegen. Centaury würde es ihm erleichtern, sich angemessen um die Mutter zu kümmern.

Bei Kindern empfiehlt sich Centaury,

…wenn sich ein Kind leicht von seinen Freunden ausnutzen lässt und nie Nein sagt. Es gibt scheinbar willig sein Spielzeug ab, lässt andere abschreiben und leiht seine Sachen aus, wenn andere sie haben wollen. Dies führt oft dazu, dass es dann von stärkeren Kindern gehänselt und nicht in Ruhe gelassen wird.

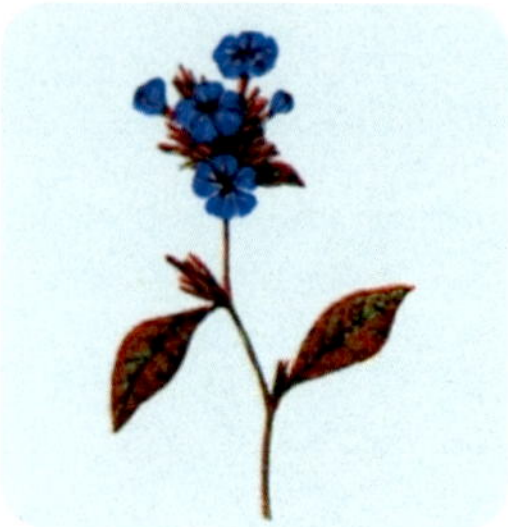

5 Cerato – die Intuitionsblüte

Schlüsselsymptome

Mangelndes Vertrauen in die eigene Intuition.

Cerato ist z. B. angezeigt,

Von Urteilsschwäche … … zu innerer Gewissheit

…wenn man sich zu einem Thema immer wieder neue Informationen einholt, weil man die bisherigen Informationen und Entscheidungen dauernd hinterfragt. Das ist häufig bei Vata der Fall, weil es besonders intellektuell reagiert und entsprechend oft zu einseitig versucht, über das Denken zu einer Lösung zu kommen. Die Stimme der Intuition wird durch Cerato gestärkt und kann sich mehr Gehör verschaffen.

…wenn ein Pitta-Typ in einer Angelegenheit ungewöhnlich impulsiv entschieden hat und sich später fragt, ob das wirklich so richtig ist.

…wenn man völlig verunsichert ist, weil etwas, mit dem man immer Erfolg hatte, plötzlich nicht mehr funktioniert, z. B. wenn bei der Organisation eines Festes der bewährte Ablauf plötzlich als langweilig kritisiert wird. Besonders betrifft das den Kapha-Typ: Ihm fällt auf Anhieb nichts anderes ein – und ihm fehlt auch die Initiative, nach neuen Möglichkeiten zu suchen.

Bei Kindern empfiehlt sich Cerato,

…wenn das Kind immer wieder seine Mutter oder andere z. B. fragt: Was soll ich jetzt spielen? Wie soll ich das machen? Was soll ich anziehen? Selbst wenn es sich dann zu etwas durchgerungen hat, zweifelt es anschließend wieder, ob das so richtig ist. Um ganz sicherzugehen, macht es schließlich das, was die meisten anderen auch machen.

6 Cherry Plum – die Gelassenheitsblüte

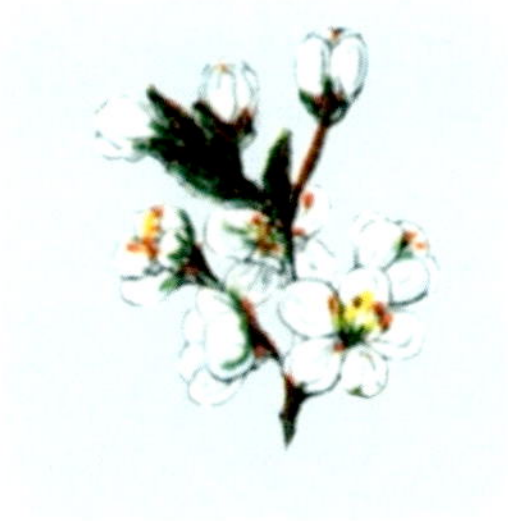

Vom inneren Druck …
… zur Entspannung

Schlüsselsymptome

Angst davor, innerlich loszulassen; Angst vor seelischen Kurzschlusshandlungen; unbeherrschte Temperamentsausbrüche.

Cherry Plum ist z. B. angezeigt,

● …wenn man aus der Haut fahren möchte, aber die Situation es nicht zulässt, z. B. wenn Pitta sich in einer Besprechung durch die Argumente und Bedenken anderer in seinem Ehrgeiz, ein Projekt durchzuziehen, gebremst fühlt, die anderen aber für seine Ideen gewinnen möchte.

● …wenn besonders Vata wider Willen in eine emotionsgeladene Auseinandersetzung hineingezogen wird, der es sich nicht entziehen kann.

● …wenn Kapha über eine lange Zeit vielen gefühlsgeladenen Situationen ausgesetzt war – z. B. einem »chronischen« Familienstreit – und sich dadurch zunehmend belastet fühlt.

Bei Kindern empfiehlt sich Cherry Plum,

…wenn sie für spontane Gefühlsäußerungen, wie laut zu sein, herumzutoben, wütend zu sein, immer wieder getadelt werden.

…wenn sie so unter Stress stehen, dass sie bei jeder Kleinigkeit einen Wutausbruch bekommen.

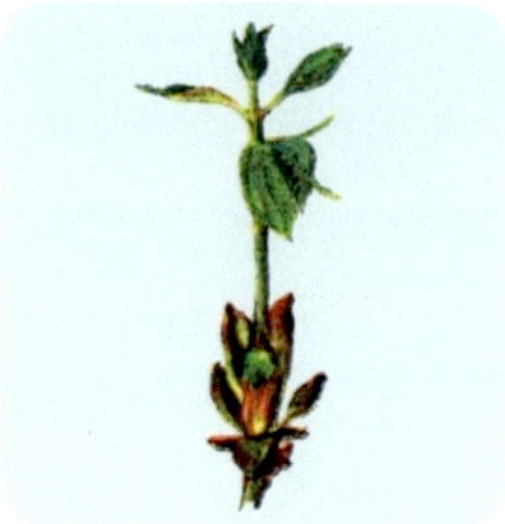

7 Chestnut Bud – die Lernblüte

Schlüsselsymptome

Immer wieder passieren einem die gleichen Fehler, weil man seine Erfahrungen nicht wirklich verarbeitet und nicht genug daraus lernt.

Vom Leichtsinn …
… zur Erfahrung

Chestnut Bud ist z. B. angezeigt,

- … wenn man aus Nervosität immer wieder die gleichen Flüchtigkeitsfehler macht, was besonders Vata häufiger passiert.

- … wenn man aus Naivität immer wieder auf die gleichen Versprechungen hereinfällt. Bei Kapha ist dies oft der Fall.

- … wenn man an einer gewohnten Erfolgsstrategie, die aber jetzt nicht mehr zielführend ist, krampfhaft festhält. Besonders Pitta versucht diese Strategie immer wieder durchzusetzen, ohne sich zu fragen, was eigentlich sinnvoll wäre, um zum Erfolg zu kommen.

Bei Kindern empfiehlt sich Chestnut Bud,

… wenn ein Kind beim Lernen oder im sportlichen Wettkampf mit anderen immer wieder an der gleichen Stelle denselben Fehler macht, z. B. immer wieder an derselben Hürde scheitert.

… wenn sie scheinbar sorglos und leichtsinnig mit ihren Sachen umgehen, den Ranzen in der Schule vergessen und von den Sportsachen nur die Hälfte wieder mit nach Hause bringen.

8 Chicory – die Beziehungsblüte

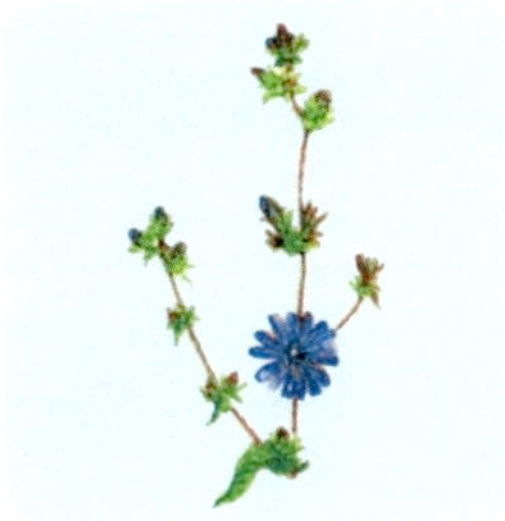

Schlüsselsymptome

Besitzergreifende Gefühlsansprüche; Neigung, sich einzumischen und zu manipulieren; man fühlt sich zu wenig anerkannt und geliebt.

Von der fordernden Liebe …
… zur gelassenen Liebe

Chicory ist z. B. angezeigt,

- …wenn man viel für jemanden getan hat, was bei Kapha häufig vorkommt, und feststellen muss, dass es nicht gewürdigt wird.

- …wenn man immer wieder Probleme mit Mütterlichkeit und Fürsorglichkeit hat, sei es, dass die Fürsorglichkeit anderer nervt oder sei es, dass andere einem mangelnde Mütterlichkeit vorwerfen. Hiervon ist Vata öfter betroffen.

- …wenn man sich, wie es der Pitta-Typ häufiger tut, in taktische Erwägungen verstrickt, wie man seine Vorstellungen am besten wem verkaufen kann.

Bei Kindern empfiehlt sich Chicory,

…wenn ein Kind etwas durchsetzen oder bekommen möchte – und das mit allen Tricks: Beispielsweise weint es, schmeichelt, ist besonders brav.

…wenn ein Kind alles tut, um Mamas oder Papas Liebling zu sein, und empfindlich und beleidigt reagiert, wenn auch die anderen mal an der Reihe sind.

…wenn besonders Mädchen gern die Große spielen und dazu neigen, ihre Freundinnen richtiggehend zu bemuttern.

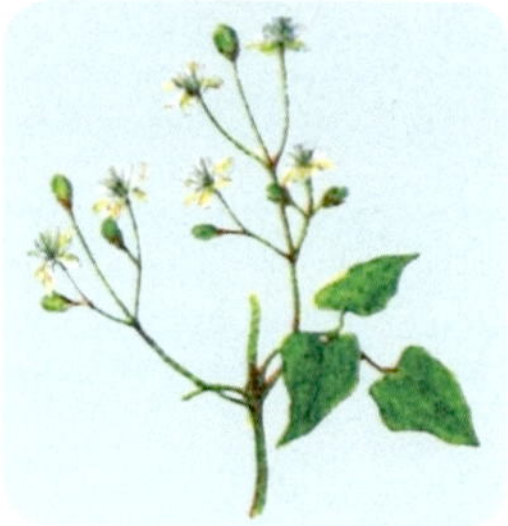

9 Clematis – die Realitätsblüte

Schlüsselsymptome

Tagträumer; mit den Gedanken immer ganz woanders; zeigt wenig Aufmerksamkeit für das, was um ihn herum vorgeht.

Clematis ist z. B. angezeigt,

Von der Realitätsflucht …
… zur Realitätsgestaltung

- …wenn man einen Konflikt dadurch bewältigen will, dass man sich eine angenehme Lösung vorstellt, aber sie in der Realität nicht in Angriff nimmt. Kapha ist hierfür anfällig.

- …wenn man sich ein Projekt wie einen Hausbau, das man zurzeit nicht realisieren kann, gedanklich immer weiter ausmalt und dadurch aktuelle Aufgaben vernachlässigt. Beim Pitta-Typ, für den es besonders wichtig ist, seine Vorhaben weiterzuverfolgen, findet sich dieses Verhalten häufiger.

- …wenn man als Vata-Typ mit niemandem über seine Ideen reden kann. Im Kopf diskutiert und malt man diese Ideen weiter aus, doch diese Kommunikation fehlt im Außen.

Bei Kindern empfiehlt sich Clematis,

…wenn sie zu viel in Fantasiewelten z. B. von Computerspielen unterwegs sind.

…wenn sie in der Schule zusammenzucken, wenn sie aufgerufen werden, als seien sie gedanklich weit weg gewesen. Die gestellte Frage können sie nicht beantworten, aber das macht ihnen nicht besonders viel aus.

…wenn sich ein Kind nach der Trennung der Eltern in seiner Fantasie so realistisch ausmalt, dass die Eltern wieder zusammenkommen, dass es schließlich anderen erzählt, es sei so.

10 Crab Apple – die Reinigungsblüte

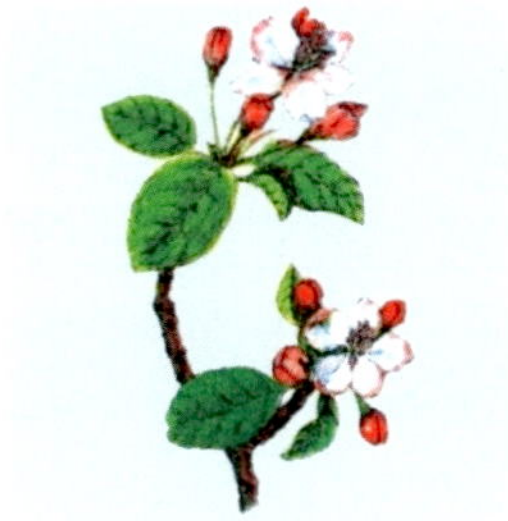

Schlüsselsymptome

Fühlt sich innerlich oder äußerlich beschmutzt, unrein oder infiziert; übertriebener Ordnungssinn.

Crab Apple ist z. B. angezeigt,

Vom Ordnungsdrang …
… zur inneren Ordnung

● … wenn man sich quasi wie ein übervoller Müllsack fühlt, weil sich zu viel angesammelt hat, was man nicht verdauen konnte: Gespräche, Eindrücke, falsches Essen. Oft geht damit das Bedürfnis nach einer Fastenkur oder nach Reinigung einher. Häufig sind Kapha-Typen davon betroffen.

● … wenn man sich aufgrund seiner Neigung zur Perfektion zu sehr im Detail verliert und dadurch den Gesamtablauf eines Projekts – z. B. eines Umzugs – behindert. Typisch ist dieses Verhalten bei Pitta.

● … wenn bei Vata der Überblick verloren geht und ein gedankliches Chaos entsteht, dem die ordnende Struktur fehlt – obwohl Vata eigentlich keine Probleme hat, sich an neue Gegebenheiten anzupassen und flexibel darauf zu reagieren. Kleinigkeiten werden dann übermäßig wichtig und blockieren den klaren Blick.

Bei Kindern empfiehlt sich Crab Apple,

… wenn sie schon von klein auf auffallend ordentlich und genau sind, sie sehr gern aufräumen und es überhaupt nicht vertragen, wenn diese Ordnung von anderen gestört wird.

… wenn für ein Kind aus jeder Kleinigkeit ein Problem wird – wenn z. B. ein Teenager wegen eines über Nacht entstandenen Pickels am liebsten das Haus nicht verlassen möchte.

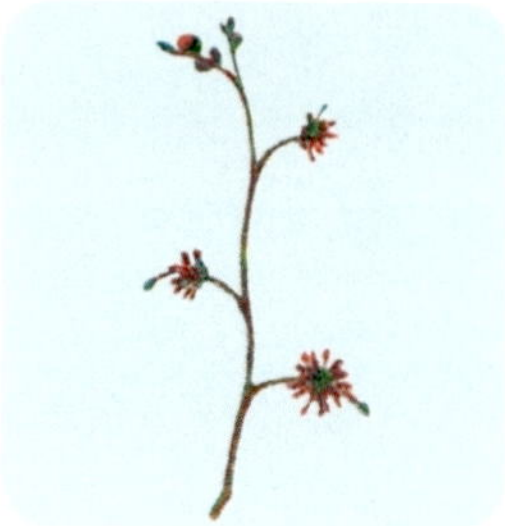

11 Elm – die Verantwortungsblüte

Schlüsselsymptome

Das vorübergehende Gefühl, seiner Aufgabe oder Verantwortung nicht gewachsen zu sein.

Elm ist z. B. angezeigt,

Vom Selbstwerteinbruch … … zur inneren Zuversicht

● … bei einem Selbstwerteinbruch, zu dem es kommt, wenn man sich aus Neugier auf viele reizvolle Aufgaben eingelassen hat, ohne die damit verbundene Verantwortung rechtzeitig zu erkennen. Oft trifft dies bei Vata-Typen zu.

● … bei einem Selbstwerteinbruch, zu dem es kommt, wenn man sich zu viel Verantwortung hat aufbürden lassen – z. B. die Organisation einer Hochzeitsfeier in der Familie – und man merkt, dass man trotz allen Bemühens den damit verbundenen vielfältigen Aufgaben nicht nachkommen kann. Oft ist dies ein Kapha-Problem.

● … bei einem Selbstwerteinbruch, zu dem es kommt, wenn vor allem Pitta sich in seinen verschiedenen Rollen zu viel zugemutet hat und z. B. als berufstätige, alleinerziehende Mutter immer wieder nach der Devise handelt: »Das schaffe ich auch noch!«

Bei Kindern empfiehlt sich Elm,

… wenn ein normalerweise guter Schüler, der schon viele sehr gute Klassenarbeiten geschrieben hat, bei einer Arbeit plötzlich ein Black-out hat und nichts mehr weiß. Oft hat er sich vorher zu stark unter Druck gesetzt. Jetzt glaubt er, nichts mehr zu können und ein schlechter Schüler zu sein.

12 Gentian – die Glaubensblüte

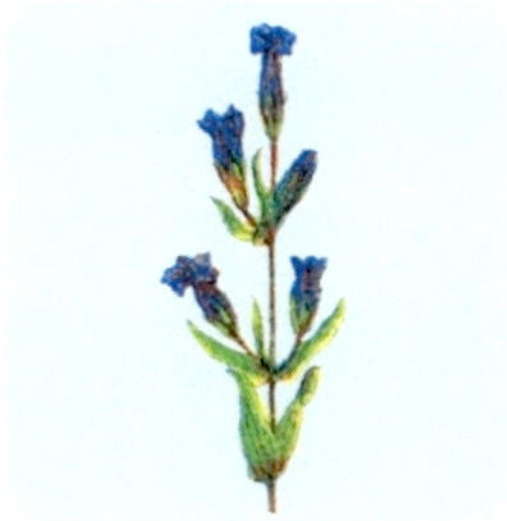

Von der Skepsis ...
... zum Vertrauen

Schlüsselsymptome

Skeptisch, zweifelnd, pessimistisch, leicht entmutigt.

Gentian ist z. B. angezeigt,

● ... wenn man aufgrund schlechter Erfahrungen einem Projekt übermäßig skeptisch gegenübersteht und nur darauf wartet, dass wieder etwas nicht klappt. Häufiger kommt diese Haltung bei Pitta vor.

● ... wenn man um Gottvertrauen ringt. Probleme mit Religions- und Glaubensfragen treten am häufigsten und am stärksten belastend bei Kapha-Typen auf.

● ... wenn sich Vata aus intellektueller Neugier zu einseitig mental mit weltanschaulichen Themen beschäftigt, dadurch die Anbindung an seine innere Stimme verliert und von Zweifeln und Pessimismus befallen wird.

Bei Kindern empfiehlt sich Gentian,

... wenn ein Kind immer das Negative erwartet: »Wenn wir morgen in den Zoo gehen wollen, ist der bestimmt geschlossen.« Oft übernehmen Kinder unbewusst die Neigung skeptischer Eltern, immer zuerst die Probleme zu sehen und (oft aus Zweckpessimismus) grundsätzlich davon auszugehen, dass etwas nicht klappt.

... wenn etwas Neues angegangen werden soll, wie z. B. Fahrrad fahren oder Schwimmen, und schon kleinste Rückschläge dazu führen, dass das Kind aufgibt, es gar nicht weiter versucht und lieber nicht Rad fahren oder schwimmen lernt.

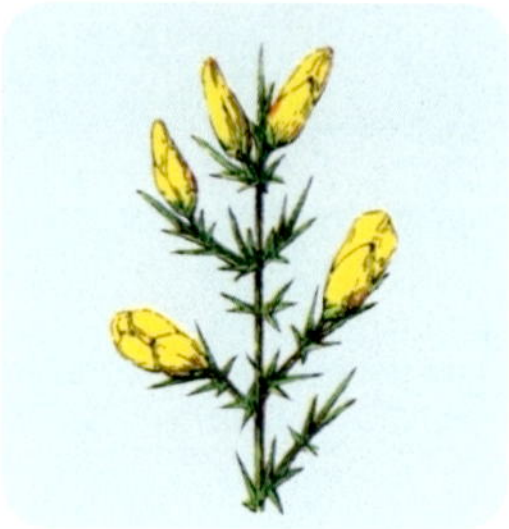

13 Gorse – die Hoffnungsblüte

Schlüsselsymptome

Hoffnungslos, resignierend, das Gefühl »Es hat doch keinen Zweck mehr« dominiert.

Gorse ist z. B. angezeigt,

Vom Aufgeben …
… zum Weitermachen

● … wenn man nach vielen mühevollen und ergebnislosen Anläufen innerlich müde geworden ist und das Gefühl hat, es bringt nichts mehr. Bei Pitta betrifft das häufig den Bereich der Arbeit.

● … wenn man sich aufgrund der Faktenlage keine Änderung der Situation mehr vorstellen kann – z. B. wegen eines Krankheitsbefunds. Da Vata häufiger als die anderen Reaktionstypen etwas nur in Gedanken vollzieht, versinkt er in einer solchen Situation in negativen Gedanken und verliert auf der Gefühlsebene die Hoffnung.

● … wenn man mit chronisch kranken Menschen zu tun hat und sich von der Atmosphäre der Resignation zunehmend niederdrücken lässt. Der Kapha-Typ ist aufgrund seiner sozialen Veranlagung häufiger in diesen Situationen. Der Gorse-Zustand zeigt sich daran, dass man immer passiver und duldsamer wird und gleichzeitig innerlich resigniert.

Bei Kindern empfiehlt sich Gorse,

… wenn sie in belastenden Verhältnissen groß werden, denen sie nicht entkommen können, z. B., wenn Geldnot der Familie zu starken Einschränkungen und ständigen Sorgen führt oder wenn ein Elternteil dauerhaft schwer krank ist.

14 Heather – die Identitätsblüte

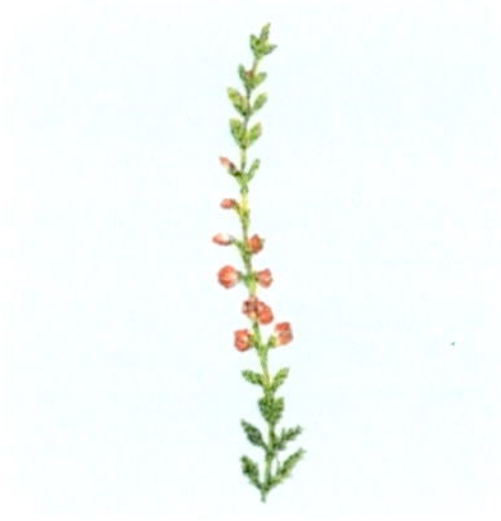

Schlüsselsymptome

Selbstbezogen, völlig mit sich beschäftigt, braucht ständig Ansprache; »das bedürftige Kleinkind«.

Heather ist z. B. angezeigt,

Vom bedürftigen Kleinkind …
… zum verständnisvollen Erwachsenen

- …wenn man gedanklich von seinen eigenen Angelegenheiten und Bedürfnissen so in Anspruch genommen ist, dass man keine Antenne mehr für die Menschen seiner Umgebung hat – ein besonders für Vata-Naturelle typisches Verhalten.

- …wenn man seine eigenen Bedürfnisse automatisch in den Mittelpunkt stellt und sich alle Gespräche um die eigene Person drehen. Dies lässt sich häufiger bei Pitta beobachten.

- …wenn besonders Kapha bestimmte seelische Bedürfnisse – z. B. verwöhnt zu werden – stärker erkennen und vertreten müsste.

Bei Kindern empfiehlt sich Heather,

…wenn sie in einer Trennungssituation in ein Kleinkindverhalten zurückfallen, ständig nach Mama schreien und sich nur beruhigen, wenn die Mutter physisch anwesend ist und sie sie spüren.

…wenn sie unaufhörlich reden, sich bei allem, was die Erwachsenen tun, dazwischendrängeln und nicht allein sein können.

…wenn sie sehr ichbezogen wirken und wenig Anteilnahme für andere Menschen oder ihre Haustiere zeigen.

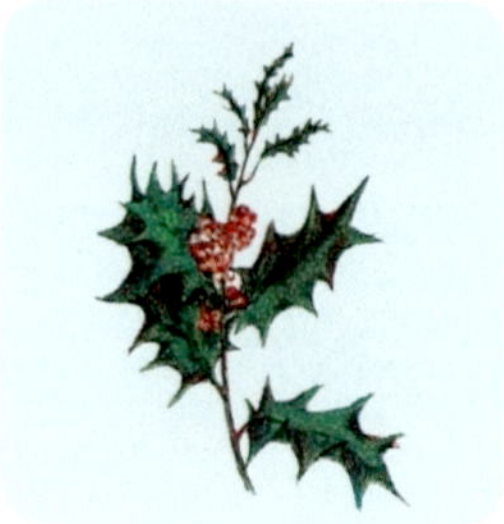

15 Holly – die Herzöffnungsblüte

Schlüsselsymptome

Ärger, Wut, Hass- und Neidgefühle, Eifersucht.

Holly ist z. B. angezeigt,

Von der Hartherzigkeit …
… zur Großherzigkeit

- … wenn man dazu neigt, auf die Leistungen anderer eifersüchtig zu reagieren. Pitta zeigt häufiger dieses Verhalten.

- … wenn man sich gefühlsmäßig angegriffen oder missverstanden fühlt und dadurch verletzt ist. Besonders bei Kapha kommt das vor.

- … wenn ein Vata-Typ lernen muss, für die Intensität der Gefühle anderer Menschen mehr Verständnis aufzubringen – z. B. bei einem Beziehungsstreit.

Bei Kindern empfiehlt sich Holly,

… wenn ein Kind sehr jähzornig und aufbrausend reagiert, sobald ihm etwas verboten wird.

… wenn ein Kind oft äußerst liebevoll mit seinen Geschwistern umgeht, sie aber in anderen Momenten ärgert und piesackt, als wenn es sie am liebsten loswerden würde, ja zu hassen scheint.

… wenn ein Kind sehr böse wird, sobald die Mutter ihre Aufmerksamkeit einem anderen Kind oder dem Vater zuwendet.

16 Honeysuckle – die Vergangenheitsblüte

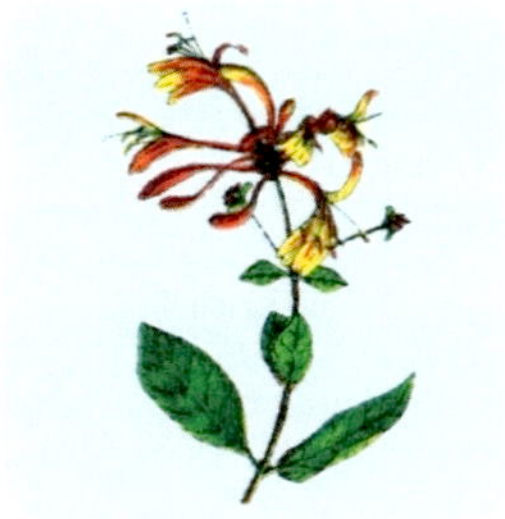

Schlüsselsymptome

Sehnsucht nach der Vergangenheit; Bedauern über Vergangenes; man lebt nicht in der Gegenwart.

Honeysuckle ist z. B. angezeigt,

Vom Damals …
… zum Jetzt

● …wenn sich ein Vata-Typ in seinem Denken zu sehr an den Maßstäben der Vergangenheit und an Traditionen orientiert. Aufgrund seiner Flexibilität ist dieses Muster bei diesem Typ aber eher selten.

● …wenn es schwerfällt, sich von Gegenständen, die man nicht mehr braucht, zu trennen. Wenn man am liebsten hätte, dass alles so bleibt, wie es ist. Beide Muster finden sich häufiger bei Kapha-Typen.

● …wenn man z. B. über eine verflossene Liebe nicht hinwegkommt. Besonders für Pitta-Typen haben Gefühlsbeziehungen großen Einfluss auf ihr Wohlbefinden.

Bei Kindern empfiehlt sich Honeysuckle,

…wenn Heimweh in jeder Form auftritt, z. B., wenn sich ein Kind nur schwer im Kindergarten eingewöhnt und dort viel weint oder wenn ein Kind zwar gern bei den Großeltern zu Besuch ist, wo es ihm gut geht, es trotzdem aber gleich wieder nach Hause will.

…wenn sie auch längere Zeit nach einer Trennung der Eltern z. B. zu Weihnachten oder an Geburtstagen immer wieder über vergangene Weihnachts- und Geburtstagsfeste sprechen.

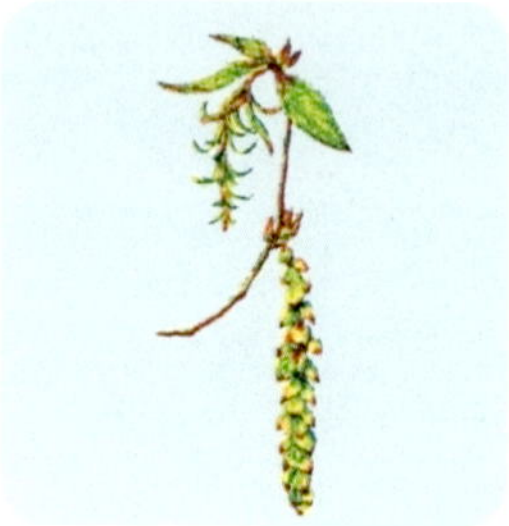

17 Hornbeam – die Spannkraftblüte

Von seelischer Schlaffheit …
… zu geistiger Frische

Schlüsselsymptome

Kopfmüdigkeit; seelische Erschlaffung als vorübergehender oder länger andauernder Zustand.

Hornbeam ist z. B. angezeigt,

● …wenn man zu einseitig und gleichförmig arbeitet, dadurch seinen natürlichen Arbeitsrhythmus unterdrückt und die Arbeitsmotivation immer mehr sinkt. Der Pitta-Typ hat hierzu eine größere Neigung als die anderen Reaktionstypen – besonders wenn sein Ehrgeiz ihn antreibt, ein Projekt in einer bestimmten Zeit erledigen zu wollen.

● …wenn man innerlich erschlafft, weil man nicht genug geistige Impulse und Anregungen hat. Besonders bei Vata sind solche Impulse wichtig.

● …wenn man sich geistig und körperlich zu sehr gehen lässt und dadurch immer träger wird. Kapha neigt aufgrund seiner phlegmatischen Grundveranlagung am ehesten dazu.

Bei Kindern empfiehlt sich Hornbeam,

…wenn sie sich beklagen, dass immer alles das Gleiche ist und sie keine Lust dazu haben.

…wenn sie morgens nicht aus dem Bett kommen, sich lustlos auf den Weg in die Schule machen, sich nicht zu den Hausaufgaben aufraffen können, herumtrödeln, am liebsten gar nichts tun würden.

18 Impatiens – die Zeitblüte

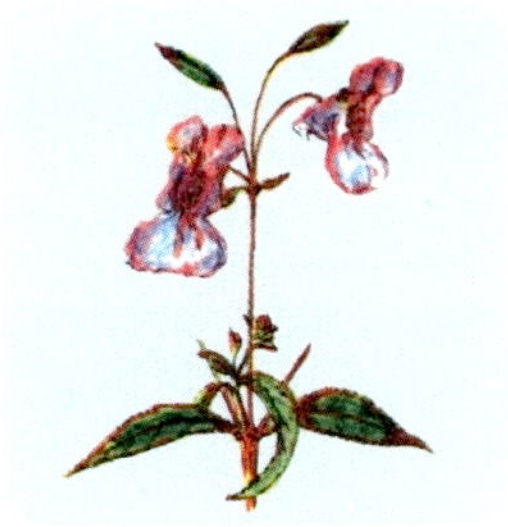

Von der Ungeduld …
… zur Geduld

Schlüsselsymptome

Ungeduldig; leicht gereizt; überschießende Reaktionen.

Impatiens ist z. B. angezeigt,

● … wenn man nervös reagiert, weil die Kollegen langsamer arbeiten. Die Leidenschaftlichkeit und Fokussiertheit, mit der Pitta Projekte angeht und durchzieht, führen häufig dazu, dass dieser Typ ungeduldig reagiert, wenn es ihm nicht schnell genug geht. Warten kann Pitta nur schwer aushalten.

● … wenn einem zu einer Sache so viel einfällt, dass man schneller denkt, als man sprechen kann, und andere den Gedankensprüngen im Gespräch nicht mehr folgen können. Häufiger ist das bei Vata der Fall.

● … wenn besonders Kapha sich durch das schnellere Tempo von anderen Menschen – z. B. Kollegen – unter Druck gesetzt fühlt.

Bei Kindern empfiehlt sich Impatiens,

… wenn sie nicht gut warten können, dauernd in Bewegung sind. Alles muss schnell gehen, sofort passieren. Sind Kinder im negativen Impatiens-Zustand überfordert, neigen sie zu Wutanfällen. Wenn sie etwas bedächtig machen sollen, fällt ihnen das sehr schwer, und sie verlieren sofort das Interesse.

… wenn sie unter der Ungeduld anderer leiden. Manche Kinder sind langsam und müssen lernen, damit umzugehen, dass andere darauf ungeduldig reagieren. Häufig leiden sie auch unbewusst unter dieser Ungeduld, können sich nicht dagegen abgrenzen und bei ihrem langsameren Tempo bleiben.

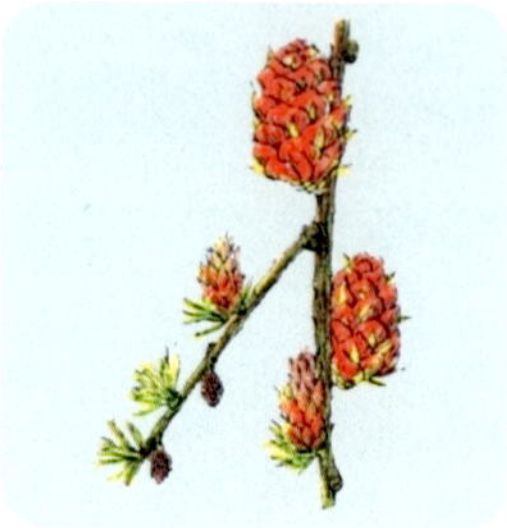

19 Larch – die Selbstvertrauensblüte

Schlüsselsymptome

Erwartung von Fehlschlägen durch Mangel an Selbstvertrauen; Minderwertigkeitsgefühle.

Larch ist z. B. angezeigt

Von der Selbstentwertung … … zur Selbstentfaltung

● … bei Minderwertigkeitsgefühlen als Folge davon, dass man in einer Wettbewerbssituation sein Ziel nicht so perfekt erreicht hat, wie man es wollte. Dies ist häufiger bei Pitta-Typen ein Problem.

● … bei Minderwertigkeitsgefühlen als Folge davon, dass Vata-Typen ihre Schnelligkeit und Flexibilität als Fehler ausgelegt werden – z. B. als Sprunghaftigkeit, Flüchtigkeit oder Unzuverlässigkeit.

● … bei Minderwertigkeitsgefühlen als Folge davon, dass andere Menschen einem die eigene Langsamkeit vorwerfen – das ist häufig bei erwachsenen Kapha-Typen der Fall. Besonders bei Kindern mit Kapha-Energie muss man darauf achten, dass dies vermieden wird, um nachhaltigen Beeinträchtigungen des Selbstwertgefühls vorzubeugen (siehe dazu auch Impatiens, Seite 83).

Bei Kindern empfiehlt sich Larch,

… wenn sie sich wenig am Unterricht beteiligen aus Angst, sich zu blamieren. Neue Sachen, die ihnen schwierig erscheinen, fangen sie gar nicht erst an. Sie brauchen viel Anerkennung und Ermunterung, es doch erst einmal zu probieren. Sollen sie vor der Klasse etwas an die Tafel schreiben oder sagen, reagieren sie verwirrt und wirken sehr nervös.

20 Mimulus – die Tapferkeitsblüte

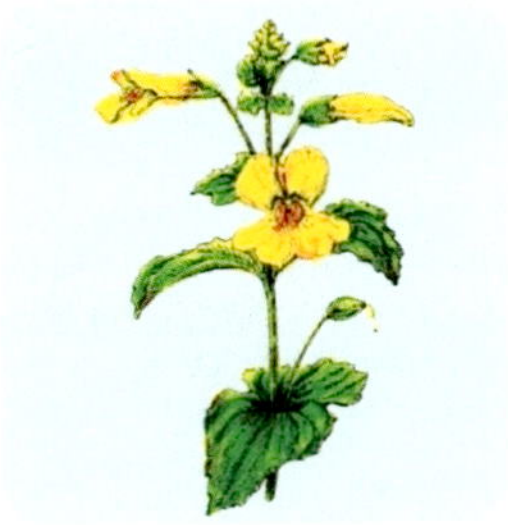

Von der Angst vor der Welt …
… zum Vertrauen in die Welt

Schlüsselsymptome

Furchtsamkeit, Scheu; spezifische Ängste, die man benennen kann; »Angst vor der Welt«.

Mimulus ist z. B. angezeigt

- … bei Angst, dass eine ärztliche Untersuchung schmerzhaft werden könnte. Das empfindliche Vata-Naturell malt sich die Schmerzen im Kopf aus und nährt die Angst durch seine Gedanken.

- … bei Angst vor einer Veränderung oder materiellen Einbuße. Besonders für Kapha sind dies häufiger Anlässe zu Sorgen und Ängsten.

- … bei Angst davor, beruflich oder sozial keine gute Figur zu machen. Ängste, im Wettbewerb mit anderen schlechter abzuschneiden, stören am ehesten das innere Gleichgewicht eines Pitta-Typs.

Bei Kindern empfiehlt sich Mimulus,

… wenn z. B. Arztbesuche zur Katastrophe werden, das Kind sich an die Mutter klammert, weint und sich vor dem Arzt versteckt.

… wenn sie zaghaft sind und im Alltag zu vielen kleinen Ängstlichkeiten neigen, sich z. B. nicht trauen, mit der Rolltreppe zu fahren, im Restaurant allein auf die Toilette zu gehen, die Tiere im Streichelzoo anzufassen, zu Weihnachten ein Gedicht aufzusagen usw.

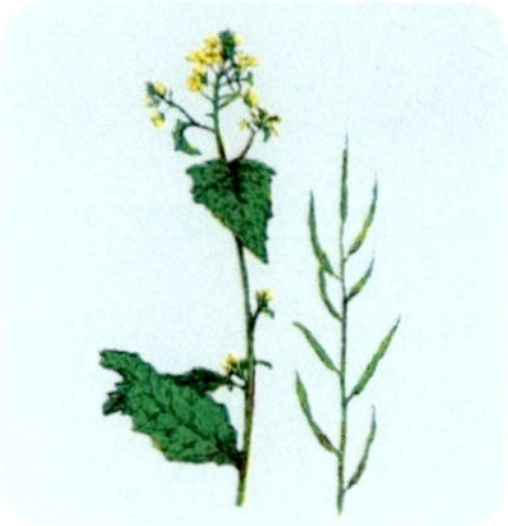

21 Mustard – die Lichtblüte

Schlüsselsymptome

Perioden tiefer Traurigkeit, die plötzlich ohne erkennbare Ursache kommen und gehen.
Diese Blüte wird von allen drei Reaktionstypen in gleicher Form erlebt.

Vom Seelenschmerz …
… zur Seelengröße

Mustard ist z. B. angezeigt,

● • ● • ● …wenn man, unabhängig von seinem Reaktionstyp, wie aus heiterem Himmel und ohne erkennbare Ursache von lähmender Trägheit oder Traurigkeit überfallen wird, die dann ebenso überraschend wieder verschwindet. Urplötzlich fühlt man sich niedergeschlagen und bedrückt. Man hat zu nichts mehr Lust, kann sich nicht mehr freuen, weint leicht, ist völlig introvertiert. Man findet keinen logischen Zusammenhang zwischen diesem Zustand und seinem sonstigen Leben. Anderen gegenüber kann man diese Stimmung nicht überspielen oder durch Vernunftargumente davon abgebracht werden. Man ist ihr ausgeliefert und fühlt sich wie befreit, wenn die Stimmung von selbst wieder vergeht.

Bei Kindern empfiehlt sich Mustard,

…wenn sie melancholisch in der Ecke sitzen und tieftraurig wirken. Versuche, sie aufzumuntern, gelingen nur für einen kurzen Augenblick. Fragt man sie, was sie haben, können sie keinen Grund für ihre Traurigkeit nennen.

22 Oak – die Ausdauerblüte

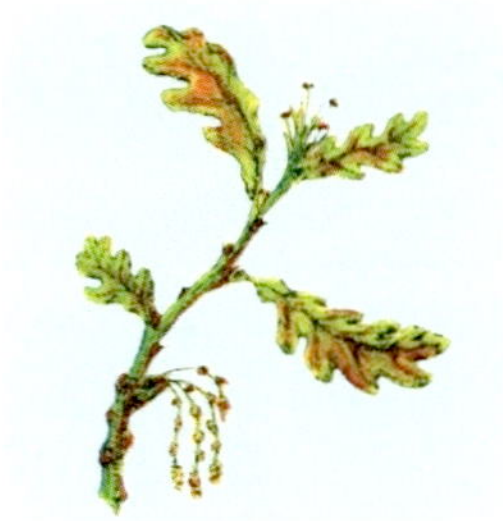

Schlüsselsymptome

Gefühl wie ein niedergeschlagener und erschöpfter Kämpfer, der trotzdem tapfer weitermacht und nie aufgibt.

Oak ist z. B. angezeigt,

Vom Pflichtkämpfer … … zum entspannten Sieger

● … wenn man nur noch aus Pflichtgefühl weiterarbeitet, weil man es versprochen hat und sein berechtigtes Bedürfnis nach Entspannung oder Erholung ignoriert. Bei Pitta ist dies ein häufiges Problem.

● … wenn Kapha seine angeborene Ausdauer übertreibt und nur noch wie ein Roboter freudlos weitermacht, um andere nicht zu enttäuschen.

● … wenn eine länger andauernde Anstrengung – z. B. Prüfungsvorbereitung – bevorsteht, die man durchhalten muss. Vata-Naturelle – auch Kinder – stellen sich dies in Gedanken vor und verlieren dann von vornherein jede Motivation für das Lernen.

Bei Kindern empfiehlt sich Oak,

… wenn sie andere Menschen nicht um Hilfe bitten können. Haben sie z. B. in der Schule oder im Verein eine Aufgabe übernommen, machen sie zäh allein weiter, auch wenn es eigentlich für sie zu viel ist. Sie wollen nicht aufgeben, weil sie auf keinen Fall ihre Freunde enttäuschen möchten.

… wenn sie eine Aufgabe unbedingt noch am gleichen Tag zu Ende machen möchten. Trotz Erschöpfung sitzen sie z. B. über einer Hausaufgabe, die erst in zwei Tagen abgegeben werden muss.

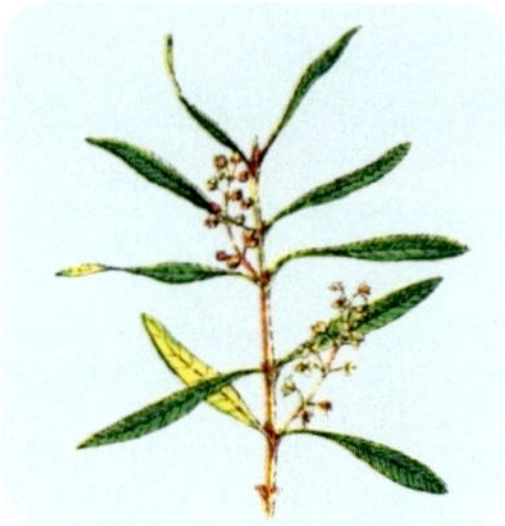

23 Olive – die Regenerationsblüte

Schlüsselsymptome

Gefühl der völligen Erschöpfung bzw. extremen Ermüdung von Körper und Geist.

Olive ist z. B. angezeigt,

Von der Erschöpfung …
… zur Kraftquelle

- … wenn man es in seiner Arbeit übertrieben hat – z. B. monatelanges Ansammeln von Überstunden – und sich dadurch ausgebrannt fühlt. Bei Pitta tritt dieses Problem häufig auf.

- … wenn man sich ausgepowert fühlt, weil man lange in einem zu hektischen Umfeld und in einem zu schnellen Tempo arbeiten musste. Dies trifft häufig für Kapha-Typen zu.

- … wenn man gleichzeitig zu vielen körperlichen und geistigen Reizen ausgesetzt war, die das Nervenkostüm überfordert haben – z. B. auf einer Gruppenreise. Vata-Typen sind hierfür besonders anfällig.

Bei Kindern empfiehlt sich Olive,

… wenn sie durch die Schule und ein großes Pensum außerschulischer Aktivitäten, z. B. Sport, Musikunterricht, Ballett etc., viel zu wenig Zeit zum Ausruhen und Spielen haben und völlig erschöpft sind. Neben einer Überprüfung der Aktivitäten und kindgerechten Gestaltung des Tages – dies ist Aufgabe der Eltern und der Schule – hilft Olive bei der Regeneration und dem Wieder-zu-neuen-Kräften-kommen.

24 Pine – die Selbstakzeptanzblüte

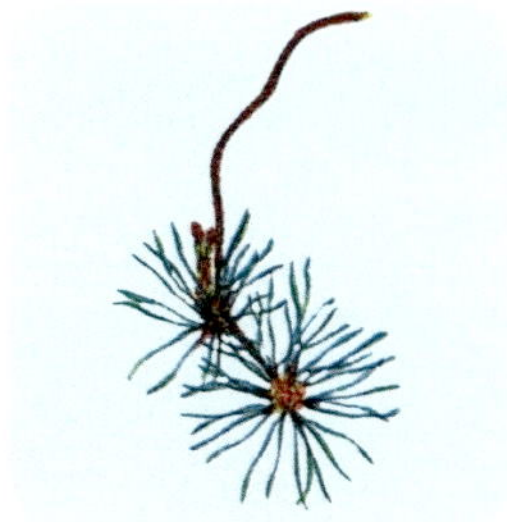

Von der Selbstverdammung …
… zum Selbstrespekt

Schlüsselsymptome

Nicht angebrachte und übersteigerte Schuldgefühle, Selbstvorwürfe, innere Bedrücktheit.

Pine ist z. B. angezeigt,

● …wenn man sich mit Vorwürfen auseinandersetzen muss, die nicht berechtigt sind – z. B. man rede zu viel, sei zu oberflächlich, reagiere zu lässig. Dies kann einem Vata-Reaktionstypen aufgrund seines Verhaltens häufiger geschehen als den anderen Typen.

● …wenn man merkt, dass man dazu neigt, bei Misserfolgen schnell anderen die Schuld zuzuschieben, weil man sein Selbstbild nicht beschädigen will. Oft trifft dies auf Pitta zu.

● …wenn man die Erwartungen anderer Menschen, z. B. Familienmitglieder oder Freunde, nicht erfüllen konnte – auch wenn diese unangemessen waren. Häufig leidet Kapha unter solchen Situationen.

Bei Kindern empfiehlt sich Pine,

…wenn sie sich eigene Fehler schlecht verzeihen können, während sie bei anderen sehr verständnisvoll reagieren, wenn denen einmal etwas misslungen ist.

…sie schnell die Schuld bei sich suchen, wenn in ihrer Umgebung etwas nicht stimmt, wenn sie z. B. glauben, dass sie schuld sind, wenn die Mutter traurig ist oder die Eltern sich streiten.

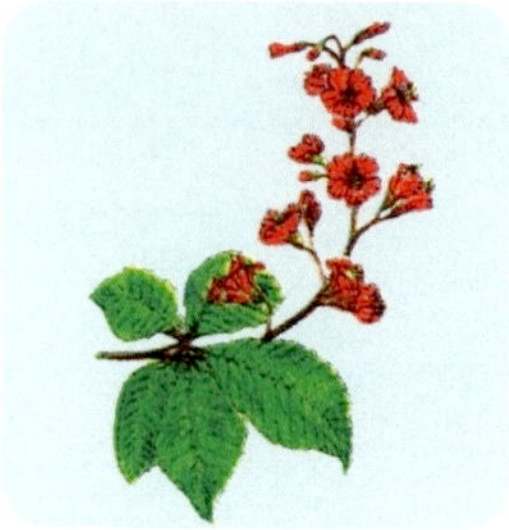

25 Red Chestnut – die Abnabelungsblüte

Schlüsselsymptome

Übertriebene Sorge und Angst um andere, zu starke innere Verbundenheit.

Red Chestnut ist z. B. angezeigt,

Von der Symbiose … … zur Eigenständigkeit

● … wenn man sich zu viele Gedanken um Angelegenheiten von Familienmitgliedern oder Privatangelegenheiten seiner Kollegen macht. Oft ist das beim Reaktionstyp Kapha der Fall.

● … wenn einem die Aufmerksamkeit und Fürsorge von nahen Angehörigen auf die Nerven gehen und man sich am liebsten davon befreien würde. Das auf der Gefühlsebene unabhängigere Vata-Naturell braucht einen gewissen Freiraum, zu dem ihm Red Chestnut verhelfen kann.

● … wenn man seine eigenen ehrgeizigen Anteile nicht leben kann und sie auf andere projiziert – wenn z. B. eine Mutter mit ausgeprägtem Pitta-Naturell die schulische und berufliche Entwicklung der Tochter besonders nachdrücklich fördert, weil sie selbst wegen der Geburt der Tochter ihre eigene erfolgreiche Karriere nicht weiterverfolgen konnte.

Bei Kindern empfiehlt sich Red Chestnut,

… wenn sie auffällig oft fragen: »Wo gehst du hin? Wann kommst du wieder?« – oder wenn sie Angst haben, dass man vergessen könnte, sie vom Kindergarten abzuholen.

… wenn ein Kind auffällig oft die gleichen Krankheitssymptome bekommt, die ein krankes Familienmitglied hat.

26 Rock Rose – die Eskalationsblüte

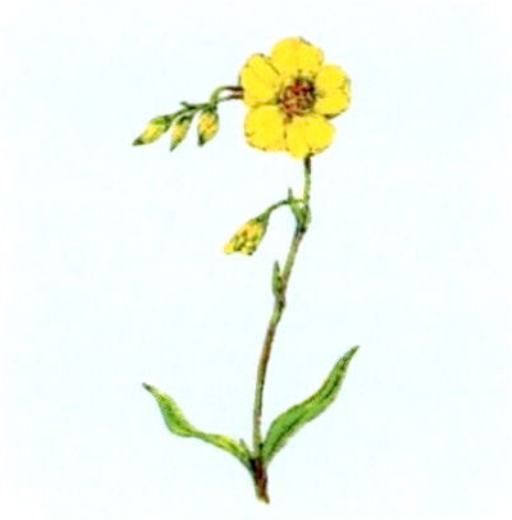

Von der Panik …
… zum Heldenmut

Schlüsselsymptome

Akute Angstzustände, innere Panik, Nervenflattern.

Rock Rose ist z. B. angezeigt,

● … wenn man unter Stress den Überblick verliert, sich fühlt wie ein kopfloses Huhn. Vata-Typen reagieren oft so.

● … wenn man sich bei einem heftigen Streit in eine starke Erregung bis Panik hineinsteigert. Besonders Pitta-Typen neigen zu großen Emotionen. Wenn sie in einer leidenschaftlichen Auseinandersetzung die Kontrolle verlieren, kann es zu überschießenden Rock-Rose-Reaktionen kommen.

… wenn man ein hohes Risiko eingegangen ist – z. B. eine wagemutige berufliche Entscheidung getroffen hat. Auch das eine Situation, in die eher Pitta-Typen geraten.

● … Kapha-Typen sind nicht sehr gefährdet, das Gleichgewicht auf diese Art überschießend zu verlieren. Werden sie jedoch gezwungen, etwas viel schneller zu machen, als es ihrem Tempo entspricht, können auch sie extrem nervös reagieren.

Bei Kindern empfiehlt sich Rock Rose,

… wenn sie panisch reagieren, wenn man z. B. mit ihnen ganz schnell einen Hügel hinunterläuft oder ins Wasser rennt.

… wenn sie nachts schreiend aus einem Albtraum erwachen – dann holt Rock Rose sie oft in die Gegenwart zurück.

… wenn sie panische Angst bei Gewitter oder starkes Lampenfieber vor der Schule haben.

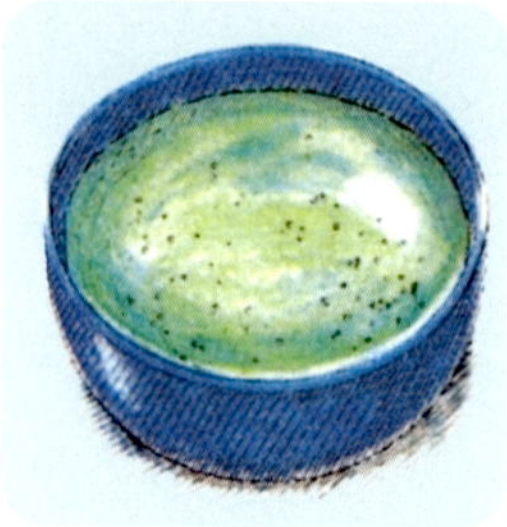

27 Rock Water – die Flexibilitätsblüte

Schlüsselsymptome

Strenge und starre Ansichten, unterdrückte Bedürfnisse; man ist zu hart zu sich selbst.

Rock Water ist z. B. angezeigt,

Vom Disziplin-dogma …
… zur Achtsamkeit

● … wenn man Regeln – z. B. Ernährungsvorschriften oder bestimmten Trainingsdisziplinen – zu starr folgt, ohne zu merken, ob diese guttun oder eher schaden. Der Vata-Typ ist zwar eigentlich flexibel, kann aber durch seine mentale Betonung seinem Denken zu sehr den Vorrang geben und sein wahres Empfinden nicht mehr mitbekommen.

● … wenn man in der Auseinandersetzung mit anderen zu dogmatisch argumentiert und selten fünfe gerade sein lassen kann. Pitta-Typen können, wenn sie sich in eine Sache festgebissen haben, zu eisern daran festhalten oder sich einer zu strengen Disziplin unterwerfen. Auch bei hohem Perfektionsanspruch ist Rock Water angezeigt.

● … wenn vor allem dem Kapha-Typ in seiner Tätigkeit zu viel Disziplin abverlangt wird und er sich keine Pausen gönnen kann – denn dann unterdrückt er elementare Bedürfnisse.

Bei Kindern empfiehlt sich Rock Water,

… wenn sie ein straffes Lernpensum absolvieren müssen und die Zeit zum entspannenden Spielen sehr knapp ist.

… wenn sie einen sehr starken Hang zur Perfektion zeigen und z. B. eine Zeichnung, die ihnen noch nicht gut genug erscheint, immer wieder neu zeichnen, bis sie endlich zufrieden sind.

28 Scleranthus – die Balanceblüte

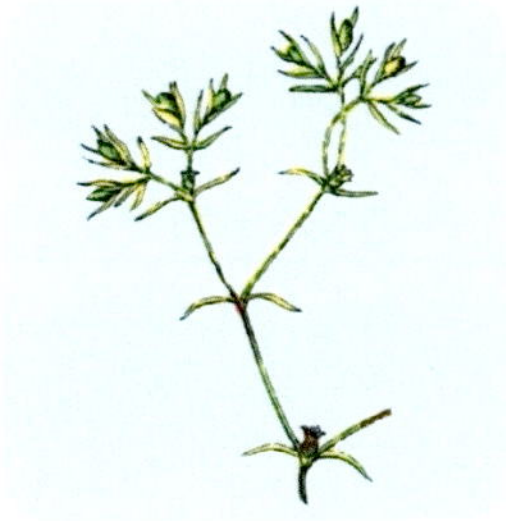

Schlüsselsymptome

Unschlüssig, sprunghaft; innerlich unausgeglichen; Meinung und Stimmung wechseln von einem Moment zum anderen.

Von der inneren Zerrissenheit …
… zum inneren Gleichgewicht

Scleranthus ist z. B. angezeigt,

● … wenn man – z. B. bei Hausaufgaben, in Gesprächen oder bei der Arbeit – mit seiner Aufmerksamkeit wie ein Grashüpfer hin und her springt und nicht bei einer Sache bleiben kann – eine typische Vata-Reaktion.

● … wenn man sich in einem Gefühlskonflikt nicht entscheiden kann – z. B. zwischen zwei Partnern. Pitta ist häufiger in Gefühlskonflikte verstrickt als die beiden anderen Reaktionstypen.

● … wenn man ewig braucht, um sich durchzuringen, ob man sich von etwas trennen oder es behalten soll. Häufig hat Kapha dieses Problem.

Bei Kindern empfiehlt sich Scleranthus,

… wenn sie schon von klein auf häufig launisch und unausgeglichen reagieren.

… wenn einem Kind im Auto leicht schlecht wird.

… wenn ein Kind Angst hat hinzufallen, weil es zu Gleichgewichtsstörungen neigt.

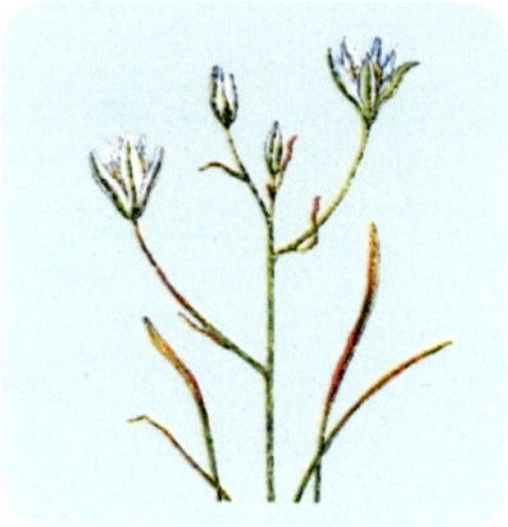

29 Star of Bethlehem – die Trostblüte

Schlüsselsymptome

Nachwirkungen von körperlichen, seelischen oder geistigen Schocks, egal, ob weit zurückliegend oder erst kürzlich geschehen; der »Seelentröster«.

Vom Schock …
… zur Reorientierung

Star of Bethlehem ist z. B. angezeigt,

● …wenn man von einem unerwarteten Ereignis so getroffen wird, dass man noch lange wie betäubt ist und nichts Neues an sich herankommen lassen will. Besonders bei Kapha ist dies eine typische Reaktion.

● …wenn völlig unerwartet etwas Nachteiliges eingetreten ist. Ein Pitta-Typ kann dann einen Schock erleben, der seine Dynamik bremst und ihn in seinem Antrieb lähmt.

● …wenn man – besonders als Vata-Typ – lernen muss, die Empfindsamkeit eines anderen Menschen – z. B. des Partners – nachzuvollziehen. Vata-Typen sind sensibel genug, um mitzubekommen, dass der Partner etwas hat, können aber seine Gefühle häufig nicht nachempfinden, weil sie rationaler strukturiert sind. Oft reagieren sie in solchen Situationen sehr irritiert.

Bei Kindern empfiehlt sich Star of Bethlehem,

…wenn ein Kind längere Zeit bedrückt oder traurig wirkt, nicht essen oder spielen mag; dann kann ein Schock dahinterstecken, z. B. ein Streit, der das Kind sehr belastet. Man sollte das Kind darauf ansprechen und fragen, ob etwas passiert ist.

…wenn ein unerwartetes Ereignis, z. B. der Tod des Großvaters, das Kind sehr mitgenommen hat und es sich nach längerer Zeit immer noch nicht davon erholt hat.

30 Sweet Chestnut – die Erlösungsblüte

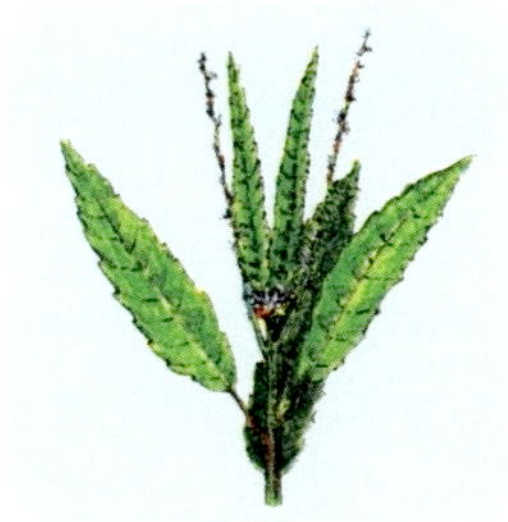

Schlüsselsymptome

Wenn sich eine Situation so zugespitzt hat, dass man glaubt, die Grenze dessen, was ein Mensch ertragen kann, sei nun erreicht; tiefste Verzweiflung in extremen Situationen.

Durch die Nacht …
… zum Licht

Sweet Chestnut ist wann z. B. angezeigt?

Sweet-Chestnut-Zustände sind meist akut, wenig typbezogen. Eine Krisensituation hat eine Phase erreicht, in der man meint, sie nicht mehr länger ertragen zu können. Man sieht kein Licht mehr, keine Möglichkeit mehr, etwas zu verändern, weil man schon alles versucht hat. Jetzt weiß man nicht mehr weiter und ist darüber zutiefst verzweifelt, fühlt sich extrem hilflos und isoliert. Die einzelnen Typen zeigen in diesem Zustand ihrem Naturell gemäß eher folgende Reaktionen:

- … ist eher extrem verwirrt.
- … ist eher extrem erregt.
- … ist eher extrem verzweifelt und ratlos.

Bei Kindern empfiehlt sich Sweet Chestnut,

… wenn sie dazu neigen, Probleme und Schwierigkeiten so zu dramatisieren, dass sie sich regelrecht in sie hineinsteigern.

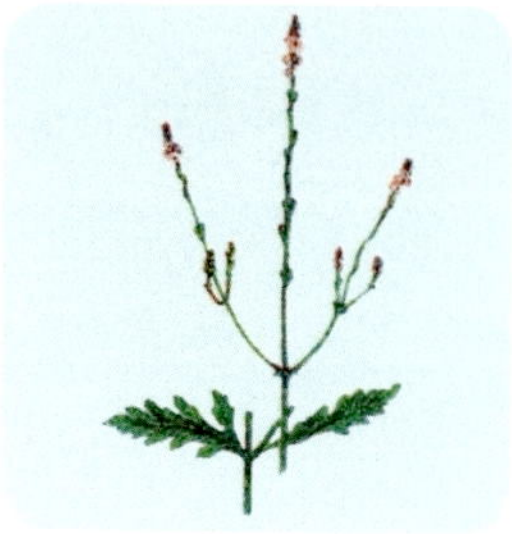

31 Vervain – die Begeisterungblüte

Schlüsselsymptome

Im Übereifer, sich für eine gute Sache einzusetzen, treibt man Raubbau mit seinen Kräften; reizbar bis fanatisch.

Vervain ist z. B. angezeigt,

Vom Weltverbesserer … … zum Fackelträger

- … wenn man sich für eine Idee extrem begeistert oder von der Begeisterung eines anderen Menschen mitreißen lässt. Besonders Vata passiert dies oft. In seinem übermäßigen Enthusiasmus redet er unaufhörlich auf andere Menschen ein und versucht, sie zu überzeugen. Gleichzeitig ist er unruhig, wie getrieben und nervlich überreizt. Er kann kaum noch stillsitzen, ist hektisch, kann aber nicht lange bei einer Sache bleiben.

- … wenn man – besonders als Pitta-Typ – zu Übertreibungen jeder Art neigt, sich leidenschaftlich in seine Arbeit hineinsteigert und dazu neigt, seinen Einsatz zu übertreiben. Kaffee, Zigaretten, Alkohol werden oft im Übermaß konsumiert.

- … wenn es vor allem dem Kapha-Typ schwerfällt, ein Ende zu finden – z. B. beim Essen, Kaufen, Fernsehen.

Bei Kindern empfiehlt sich Vervain,

… wenn sie sich sehr aufregen, sobald sie eine Ungerechtigkeit mit ansehen müssen, z. B. wenn ein Tier misshandelt wird oder einem anderen Kind in der Schule Unrecht widerfährt.

… wenn ein Kind abends so aufgedreht ist, dass es nicht ins Bett zu bekommen ist.

… wenn ein Kind vor Begeisterung so schnell spricht, dass es stottert und nichts Sinnvolles mehr herausbringt.

32 Vine – die Autoritätsblüte

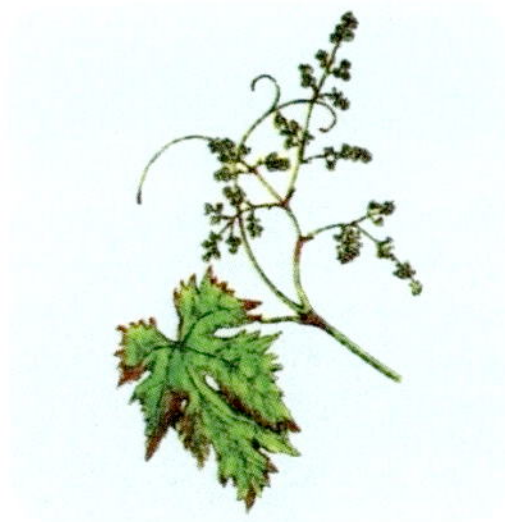

Führen …
… und sich führen lassen

Schlüsselsymptome

Dominierend, ehrgeizig, machtorientiert; »der kleine Tyrann«.

Vine ist z. B. angezeigt,

… wenn man ohne Rücksicht auf Verluste versucht, seinen Willen durchzusetzen. Wenn ein Pitta-Typ aus der Balance gerät, ist er leicht geneigt, seine Durchsetzungsstärke für rein egoistische Ziele einzusetzen.

… wenn Kapha lernen muss, einem Machtkampf – und sei es um die Fernbedienung des Fernsehers – nicht immer wieder auszuweichen, sondern auch einmal seine eigenen Wünsche durchzusetzen.

… wenn man als Vata-Typ in eine Führungsposition befördert wird und sich damit auseinandersetzen muss, andere zu führen, zu kontrollieren, verlässlich zu sein. Ebenso wie für Kapha ist das Thema Macht und Durchsetzung für Vata-Typen im Prinzip nicht besonders interessant. Die Hauptsache ist für sie, frei ihren Ideen und ihrer Neugier folgen zu können.

Bei Kindern empfiehlt sich Vine,

… wenn ein Kind etwas tun soll, das es nicht nachvollziehen kann und es dann nicht tut – z. B. seine Sachen aufräumen, weil Besuch kommt.

… wenn ein Kind beim Spielen sehr schlecht verlieren kann.

… wenn ein Kind fordert, dass die anderen Kinder spielen sollen, was es vorschlägt, und aggressiv wird, wenn die anderen dies nicht wollen – »der kleine Tyrann«.

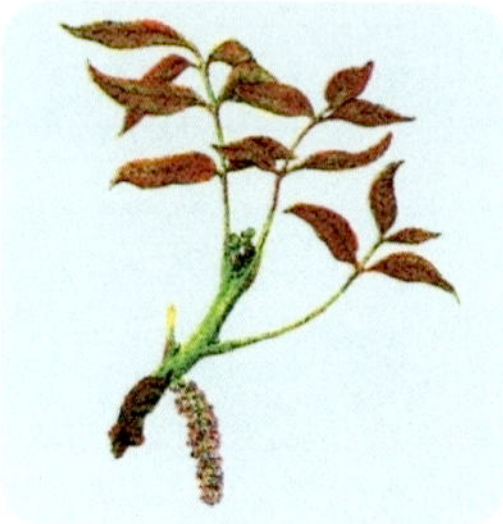

33 Walnut – die Verwirklichungsblüte

Schlüsselsymptome

Verunsicherung, Beeinflussbarkeit, Wankelmut – vor allem bei Übergängen in neue Lebensphasen.

Walnut ist z. B. angezeigt,

Von Beeinflussbarkeit … … zu innerer Festigkeit

● … wenn man sich zu viel von anderen in seine eigenen Angelegenheiten reinreden lässt und nachher nicht mehr wirklich weiß, was man eigentlich selbst wollte. Häufig reagiert Vata so.

● … wenn man sich mit einer neuen Idee allein gelassen und verunsichert fühlt, weil man aus dem Umfeld keine Unterstützung bekommt. Oft ist das bei Pitta der Fall.

● … wenn man sich in seinem Handeln zu stark von Anstandsregeln oder Konventionen beeinflussen lässt. Oft trifft das auf Kapha zu.

Bei Kindern empfiehlt sich Walnut,

… wenn sie sich bei einem einmal gefassten Entschluss von anderen verunsichern lassen, z. B. auf Vorschlag des Vaters in ein Bild noch ein Auto einzeichnen, auch wenn sie es ohne diese »Zutat« eigentlich genau richtig fanden.

… besonders oft in Zeiten innerer und äußerer Wandlung und Reifung zur Erleichterung des Übergangs und zur Stabilisierung, z. B. in der Zahnungsphase.

34 Water Violet – die Kommunikationsblüte

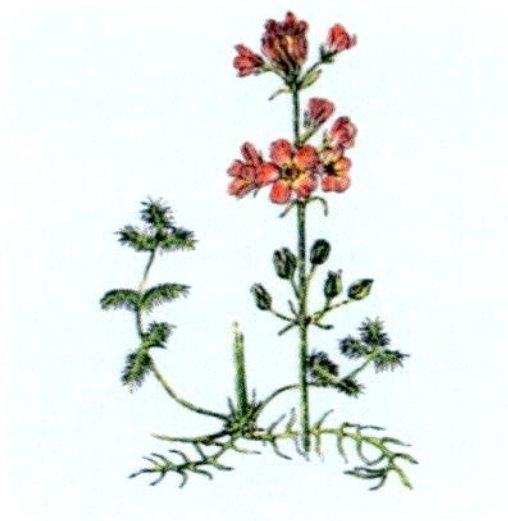

Von der Isolation …
… zum Miteinander

Schlüsselsymptome

Innere Reserviertheit, stolze Zurückhaltung, isoliertes Überlegenheitsgefühl.

Water Violet ist z. B. angezeigt,

● …wenn man zu wenig Wert auf die Kommunikation mit anderen Menschen legt, weil man davon überzeugt ist, dass von ihnen ohnehin kein brauchbarer Beitrag kommt. Häufig verfallen Pitta-Typen in diese Haltung.

● …wenn man in der Beziehung zu einem anderen Menschen immer wieder zwischen Offenheit und Rückzugstendenz hin- und hergerissen wird. Besonders beim Vata-Typ, der sich nicht sehr gern festlegt, ist das häufiger zu beobachten.

● …wenn man sich aus Konfliktsituationen grundsätzlich heraushält oder sofort innerlich zurückzieht. Kapha neigt häufig zu dieser Reaktion.

Bei Kindern empfiehlt sich Water Violet,

…wenn sie dazu neigen, sich von kleinen Meinungsverschiedenheiten so irritieren zu lassen, dass sie von einem Moment auf den anderen mit dem vorher besten Freund nichts mehr zu tun haben wollen.

…wenn sie sich für die Spiele der anderen Kinder nicht interessieren und sie langweilig finden. Sie kapseln sich ab und werden von den anderen Kindern für arrogant gehalten. Sie fühlen sich aber am wohlsten, wenn sie etwas für sich allein machen können.

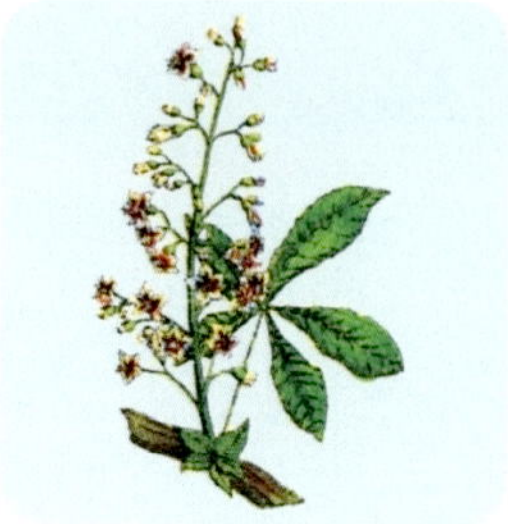

35 White Chestnut – die Gedankenblüte

Schlüsselsymptome

Unaufhörliches Kreisen bestimmter Gedanken im Kopf, man wird sie nicht wieder los; innere Monologe und Dialoge. Dieser Zustand wird von allen drei Reaktionstypen sehr ähnlich erlebt.

Vom Mental-
karussell …
… zur inneren Ruhe

White Chestnut ist z. B. angezeigt

● … bei Vata, wenn es zu viele Informationen und Reize aufgenommen hat – z. B. Lektüre, Musik, Gespräche.

● … bei Pitta, wenn es sich bei der Lösung einer Aufgabe zu stark unter Druck setzt und gedanklich auf der Stelle tritt.

● … bei Kapha, wenn es sich zu viele Gedanken darüber macht, was es noch alles tun müsste, um sich zu versorgen oder wirtschaftlich abzusichern.

Bei Kindern empfiehlt sich White Chestnut,

… wenn sie immer und immer an etwas Bestimmtes denken müssen, z. B. ob sie zu Weihnachten wohl die Playstation bekommen oder nicht, und dadurch zu wenig Konzentration für die Schulaufgaben aufbringen können.

36 Wild Oat – die Berufungsblüte

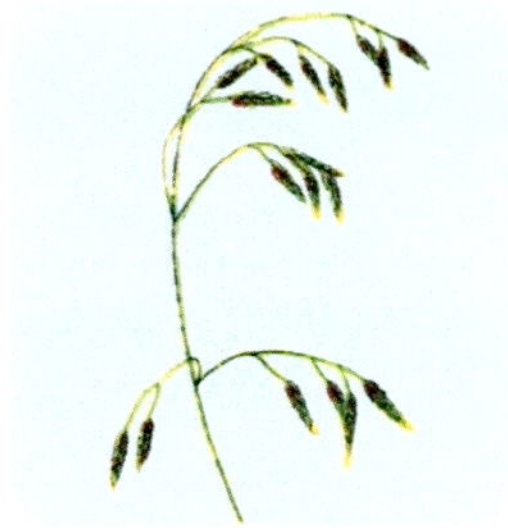

Vom Suchen …
… zum Finden

Schlüsselsymptome

Unbestimmtheit in den Zielvorstellungen; Unzufriedenheit, weil man seine Lebensaufgabe nicht findet.

Wild Oat ist z. B. angezeigt,

● … wenn man mehrere Ziele zur gleichen Zeit verfolgt und zeitweise unschlüssig ist, wie man die Prioritäten setzen soll – eine Situation, in die Pitta-Typen aufgrund ihrer dynamisch-vorwärtsstrebenden Veranlagung von Zeit zu Zeit geraten können. Wenn sie sich dann wieder festgelegt haben, können sie wie gewohnt fokussiert weiterarbeiten.

● … wenn man sich, innerlich unstet, wie man ist, immer wieder für neue Ideen interessiert, dafür andere fallen lässt und so den inneren roten Faden verliert – eine typische Reaktion bei Vata.

● … wenn Kapha-Typen mit Veränderungssituationen konfrontiert werden, in denen Entscheidungen zu treffen sind. Da sie eigentlich wollen, dass alles so bleibt, wie es ist, sind sie es nicht gewohnt, flexibel auf Veränderungen zu reagieren und entsprechend unsicher. Müssen sie z. B. in eine neue, kleinere Wohnung umziehen, können sie sich oft nicht entscheiden, welche Sachen sie mitnehmen sollen.

Bei Kindern empfiehlt sich Wild Oat,

… wenn ein Kind dazu neigt, viele Dinge anzufangen, aber nichts zu Ende bringt, weil es ihm plötzlich keinen Spaß mehr macht.

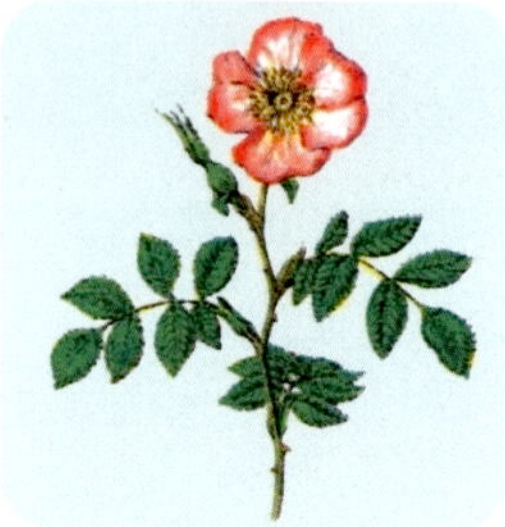

37 Wild Rose – die Blüte der Lebenslust

Schlüsselsymptome

Teilnahmslosigkeit, Apathie, Resignation, innere Kapitulation.

Von der Lethargie …
… zur Lebensfreude

Wild Rose ist z. B. angezeigt,

- … wenn man in seiner Kindheit lange Zeit schwierigen, einengenden Lebensumständen ausgesetzt war – z. B. in einem sehr strengen Kinderheim aufwuchs, wo sich die eigene Spontaneität nicht nachhaltig entfalten konnte. So etwas betrifft häufig das Vata-Naturell.

- … wenn man sich apathisch mit etwas abgefunden hat – z. B. bei unerfülltem Kinderwunsch – und von sich aus nicht mehr darüber spricht. Dies ist eine typische Kapha-Reaktion.

- Der Wild-Rose-Zustand ist generell nicht einfach zu erkennen, da er häufig von anderen Zuständen überlagert wird. So ist der Zustand bei Pitta selten sichtbar, weil er sehr oft durch Vervain kompensiert wird.

Bei Kindern empfiehlt sich Wild Rose,

… wenn einem Kind scheinbar alles egal ist, es eine leise Traurigkeit ausstrahlt und keinerlei Lebensfreude zeigt.

38 Willow – die Schicksalsblüte

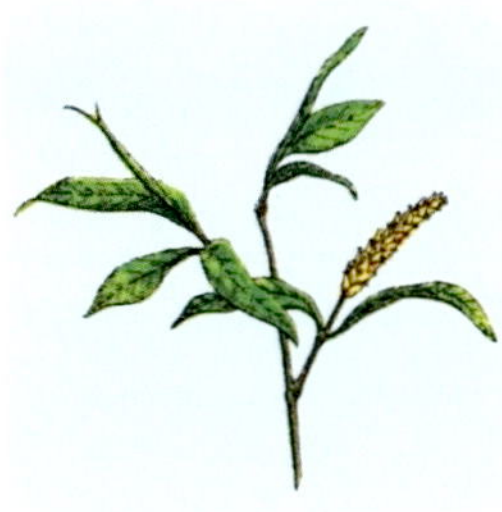

Schlüsselsymptome

Innerer Groll, Verbitterung; man fühlt sich als Opfer des Schicksals.

Vom Schicksalsgroll …
… zur Selbstverantwortung

Willow ist z. B. angezeigt,

- … wenn Pitta sich beruflich oder privat in eine Situation hineinmanövriert hat, auf die es jetzt keinen Einfluss mehr nehmen kann und sich als Opfer fühlt.

- … wenn man Opfer unpassender Lebensumstände ist – man lebt z. B. in einem Mietshaus, in dem es zu laut ist und die Nachbarn sich grob und rücksichtslos verhalten. Das Vata-Naturell reagiert hierauf sehr empfindlich. Dies gilt besonders für Kinder, auch wenn sie es meist nur unbewusst spüren.

- … wenn man von einem nahestehenden Menschen »verlassen« wurde – z. B. wenn ein Kind von zu Hause auszieht. Bei Kapha sind dann Gefühle von Ohnmacht und Machtlosigkeit besonders typisch.

Bei Kindern empfiehlt sich Willow,

… wenn ein Kind sehr schnell sagt: »Daran bin ich nicht schuld.« Oder es beklagt sich, dass ein anderes Kind ihm etwas weggenommen oder es geschlagen hat. Der Ton ist meist vorwurfsvoll. Oft wird auch gejammert: »Immer bekommt der alles – und ich nichts!«

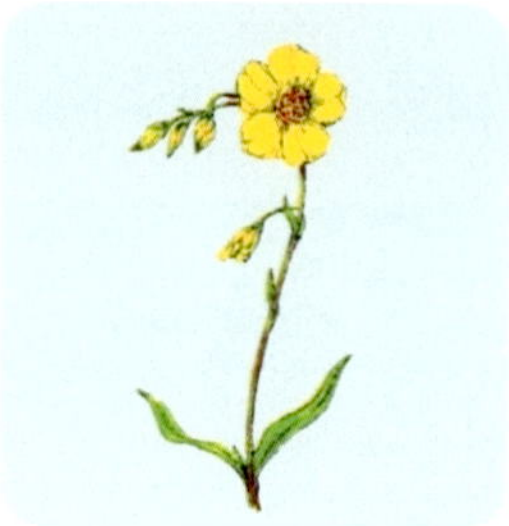

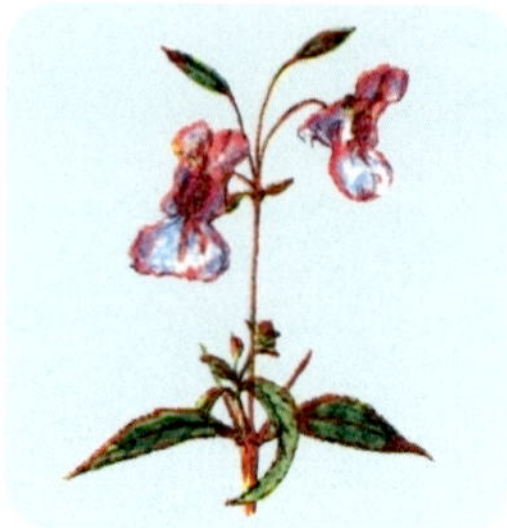

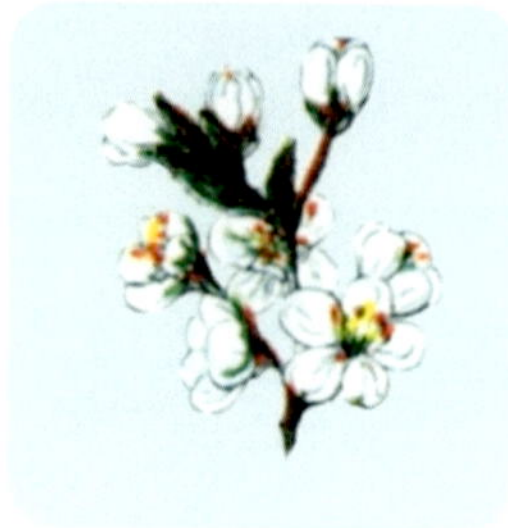

39 Die Notfalltropfen – Rescue®

Die Notfalltropfen sind eine Kombination aus fünf Bachblüten für besondere Stresssituationen und seelische Notfälle, die bei jedem Reaktionstyp wirkt. Denn mit dieser Blütenzusammenstellung erfasste Edward Bach ein übergeordnetes archetypisches menschliches Reaktionsmuster – etwas, was jeder Mensch durchmacht, wenn ihn ein Ereignis so überfordert, dass seine Seele-Geist-Körper-Integration gefährdet wird. Man findet darin folgerichtig die Stressreaktionen aller drei Reaktionstypen wieder.

Die Einnahme der Notfalltropfen ist keine Bachblütentherapie!

Die Notfalltropfen ersetzen demnach keine Bachblütentherapie, sondern sind bestenfalls eine Vorstufe dazu. Reharmony bildet gewissermaßen die Brücke zwischen der Einnahme der Notfalltropfen und einer klassischen Bachblütentherapie zur Behandlung von individuellen seelischen Problemen.

Die Notfalltropfen sind angezeigt in akuten Situationen zur Wiederherstellung des seelischen Gleichgewichts und zur sofortigen Reaktivierung der Selbstheilungskräfte. Zu diesen Situationen gehören beispielsweise:

- wenn man seelisch durcheinander ist, z. B. nach einem Familienkrach,

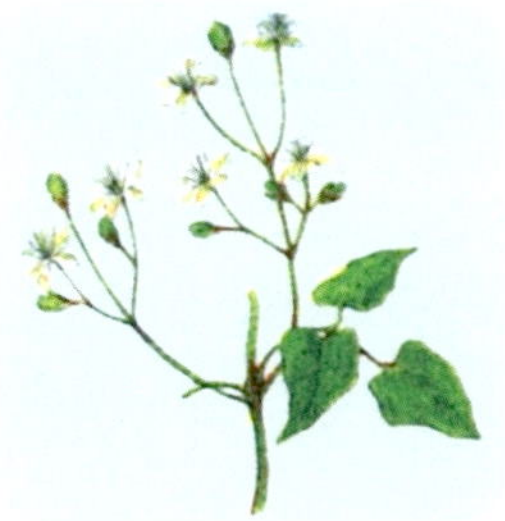

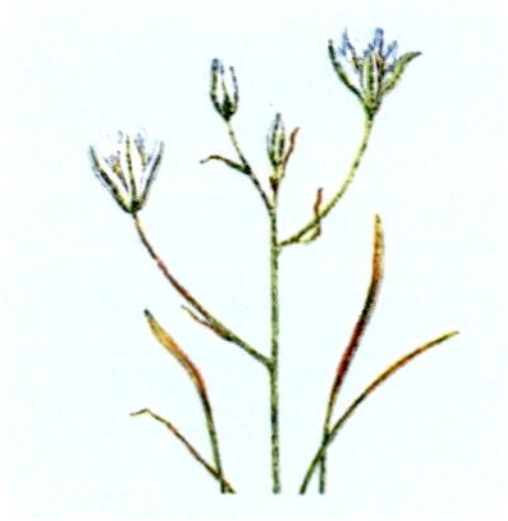

• wenn einem etwas Unangenehmes bevorsteht, z. B. ein Bewerbungsgespräch oder ein öffentlicher Auftritt,
• wenn man einen Schreck bekommen hat, z. B. nach einem Bienenstich oder einem Herzanfall,
• wenn man in einer stressgeladenen Atmosphäre arbeiten muss, z. B. an einem Abfertigungsschalter am Flughafen.

Bach erkannte, dass in einer Stresssituation bei jedem Menschen die folgenden fünf Verhaltensmuster in unterschiedlicher Gewichtung auftreten:

Die Notfalltropfen erfassen Verhaltensmuster, die zu den Stressreaktionen aller drei Reaktionstypen gehören.

Rock Rose Nervliche Überreaktion, Kopflosigkeit, Panikgefühle

Impatiens Starke Nervosität, mentaler Stress, Gereiztheit, Fluchtendenz, überschießende Handlungsimpulse

Cherry Plum Gefühlsstau; äußere Ruhe, innerer »Vulkan«; Angst, die Kontrolle zu verlieren

Clematis Tendenz zum geistigen Abdriften, zum Gefühl, weit weg zu sein

Star of Bethlehem »Totstellreflex«, Erstarrung, Schreck, Betäubung

Anhang

Fragebogen zur Ermittlung des eigenen Reaktionsprofils

Gefragt wird, wie Sie unter normalen Umständen im Alltag immer wieder reagieren!

Der Test enthält 17 Fragen mit Antworten. Gefragt wird, wie Sie unter normalen Lebensumständen im Alltag immer wieder reagieren – also nicht, wie Sie in Ausnahmesituationen reagieren, und auch nicht, wie Sie gern reagieren würden.

Beantworten Sie die Fragen locker, eher spielerisch und entscheiden Sie sich im Zweifelsfall nach Bauchgefühl. Es soll herausgefunden werden, welche Reaktionsenergie bei Ihnen am stärksten ausgeprägt ist:

• entweder grundsätzlich, von Ihrem angeborenen Reaktionstyp her,

• oder vorübergehend, bedingt durch Lebensumstände. Das bedeutet, dass Sie zurzeit nicht in Ihrem eigentlichen Grundtyp reagieren, sondern von den Reaktionsmustern eines anderen Reaktionstyps überlagert sind.

Auf Seite 119 wird in jedem Fall die Reharmony-Mischung ermittelt, die Ihre seelische Energiesituation jetzt am besten reharmonisiert bzw. die Tür zu Ihrem eigentlichen Reaktionstyp wieder öffnet.

Bitte kreuzen Sie von den drei Varianten bei jeder Frage nur eine Möglichkeit an!

• Wenn für Sie bei einer Frage zwei Antworten gleich richtig zu sein scheinen, nehmen Sie diejenige, die in Alltagssituationen am häufigsten auftritt bzw. die sich intuitiv passender anfühlt.

• Wenn bei einer Frage nur ein Teil der Antwortformulierung zutrifft – dieser aber ganz genau –, kann die entsprechende Antwort insgesamt angekreuzt werden.

Den Fragebogen für Erwachsene finden Sie auch online unter www.reharmony.com. Hier ist die Auswertung sofort abrufbar.

Frage 1: Wie ziehen Sie eine selbst gewählte Aufgabe durch (z. B. Hobby, sportliche Aktivität)?

Ich starte schnell, habe aber bald keine Lust mehr und muss mich dann zum Durchhalten zwingen. ○

Ich komme nur langsam in Fahrt, kann dann aber enorm lange durchhalten. ○

Ich bin gut dabei, neige dabei aber zu übertriebenem Krafteinsatz, treibe Raubbau. ○

Frage 2: Wie kommen Sie zu einer Entscheidung?

Ich entscheide mich relativ schnell und zielsicher. ○

Ich bin oft unentschlossen, und es fällt mir schwer, mich zu einer verbindlichen Entscheidung durchzuringen. ○

Weil ich sorgfältig alle Einzelheiten überprüfe, brauche ich viel Zeit, um eine Entscheidung zu treffen. ○

Frage 3: Wie reagieren Sie, wenn sie etwas Neues lernen müssen?

Ich nehme neue Informationen eher zögerlich und langsam auf, behalte sie aber sehr gut. ○

Informationen, die mich interessieren, nehme ich schnell auf und speichere sie im Gedächtnis. ○

Neue Informationen nehme ich rasch und leicht auf, behalte sie aber immer nur kurz. ○

Frage 4: Wie reagieren Sie üblicherweise, wenn Sie mit Menschen zusammenkommen, denen Sie vorher noch nicht begegnet sind? (z. B. in einem Seminar)

Ich bin eher zurückhaltend, sage wenig und kann gut zuhören. ○

Wenn ich meine Anfangsschüchternheit überwunden habe, rede ich gern, die Unterhaltung fließt. ○

Ich äußere mich offen und direkt, genieße es, wenn andere mir zuhören. ○

Frage 5: Wie reagieren Sie, wenn im Alltag etwas nicht so funktioniert wie erwartet (z. B. der Schlüssel sperrt die Tür nicht auf)?

Ich fühle mich herausgefordert (»Das wäre doch gelacht!«), kann auch gereizt oder ärgerlich werden; will es erzwingen. ○

Mir fallen sofort andere Möglichkeiten ein, wie ich zum Ziel kommen könnte. ○

Ich behalte die Ruhe, probiere geduldig weiter. ○

Frage 6: Wie reagieren Sie bei kleineren Konflikten im Alltag?

Ich rede viel und lenke vom Thema ab. ○

Ich fordere Klärung, vertrete konsequent meine Position. ○

Ich versuche alles, um einen Streit zu vermeiden; gebe mich versöhnlich oder halte mich raus. ○

Frage 7: Welche Witterungsverhältnisse mögen Sie am wenigsten?

Feuchtkaltes Wetter und Nebel, besonders im Frühling und Herbst. ○

Große Hitze bei hoher Luftfeuchtigkeit. ○

Kälte und Wind. ○

Frage 8: Was ist meistens die Ursache, wenn Ihnen ein Fehler passiert?

Ich war abgelenkt, unkonzentriert oder nervös.

Ich war wagemutig oder zu risikofreudig.

Ich war war geistig abwesend oder habe zu langsam reagiert.

Frage 9: Wie reagieren Sie auf starke Hitze?

Ich schwitze mäßig.

Hitze macht mir kaum etwas aus. Ich schwitze fast nie.

Ich schwitze viel und stark.

Frage 10: Wie ist Ihr persönlicher Umgang mit der Zeit?

Normalerweise habe ich keine Zeitprobleme, weil ich Prioritäten setzen kann – es sei denn, ich lade mir zu viel auf oder steigere mich zu sehr in meine Aufgabe hinein.

Ich bin eigentlich immer unter Zeitdruck, aus Angst, etwas nicht zu schaffen oder etwas zu verpassen.

Normalerweise habe ich das Gefühl, genug Zeit zu haben. Ich komme nur in Zeitnot, wenn ich nicht schnell genug erkannt habe, was die Situation erfordert, oder wenn ich zu lange gebraucht habe, um mich aufzuraffen.

Frage 11: Wie reagieren Sie beim Thema Geldausgeben?

Ich kann gut mit meinem Geld umgehen, habe immer etwas in Reserve.

Wenn ich etwas unbedingt haben will, gehe ich auch schon einmal ein finanzielles Risiko ein, um es zu bekommen.

Bei mir ist das Geld immer im Fluss. Ich gebe Geld spontan aus. Manchmal verliere ich den Überblick.

Frage 12: Wie reagieren Sie, wenn Sie sich ärgern?

Wenn mich etwas ärgert, muss ich mich mitteilen. Am liebsten möchte ich mir alles von der Seele reden. ○

Ich gehe leicht in die Luft, am liebsten würde ich mich dann auch körperlich abreagieren. ○

Ich lasse mir den Ärger möglichst nicht anmerken, ich muss alleine damit fertig werden. Am liebsten ziehe ich mich ganz zurück. ○

Frage 13: Wie und warum werden Sie körperlich aktiv?

Ich bewege mich, um meine Nervosität loszuwerden und mich geistig zu entspannen. ○

Ich liebe körperliche Aktivitäten, in denen ich mich mit mir selbst oder anderen messen kann. ○

Ich vermeide wenn möglich körperliche Aktivität, bewege mich meist langsam, bevorzuge Ausruhen und Relaxen. ○

Frage 14: Mit wie viel Schlaf fühlen Sie sich wohl?

Normalerweise brauche ich eher wenig Schlaf. Nachts wache ich öfter auf. ○

Ich brauche höchstens acht Stunden Schlaf. Wenn ich abends den Ermüdungspunkt übergehe, kann ich die halbe Nacht durcharbeiten. ○

Ich schlafe tief, brauche mindestens acht Stunden Schlaf, sonst fühle ich mich am nächsten Tag nicht wohl. ○

Frage 15: Wie verändert sich Ihr Körpergewicht, wenn Sie nichts Spezielles dafür tun?

Ich bin eher leichtgewichtig und muss aufpassen, dass ich bei Belastung kein Gewicht verliere. ○

Ich nehme sehr leicht zu, auch wenn ich wenig esse. Leider schmecken mir Speisen, die »ansetzen«, am besten. ○

Es fällt mir nicht schwer, mein Gewicht zu halten, auch wenn ich gelegentlich mehr esse als normal. ○

Frage 16: Wofür werden Sie am häufigsten gelobt?

Offenheit, geistige Flexibilität, Ideenreichtum. ○

Dass ich klare Vorstellungen habe und sie dann auch umsetze. ○

Dass ich meine Aufgaben gewissenhaft erledige, man sich auf mich verlassen kann. ○

Frage 17: Was wird Ihnen bei Auseinandersetzungen am häufigsten vorgeworfen?

»Du kannst dich ja nie entscheiden!« ○

»Du kannst ja nie Nein sagen!« ○

»Immer muss alles nach deinem Kopf gehen!« ○

Auswertung des Fragebogens

Übertragen Sie Ihre Antworten in diesen Auswertungsbogen und errechnen Sie anschließend Ihre Summe pro Reaktionstyp.

Frage	GELB	ROT	BLAU
1.			
2.			
3.			
4.			
5.			
6.			
7.			
8.			
9.			
10.			
11.			
12.			
13.			
14.			
15.			
16.			
17.			
Summe			

Fragebogen zur Ermittlung der vorherrschenden Reaktionsenergie Ihres Kindes

Mit diesem Fragebogen können Eltern das Reaktionsprofil von Kindern etwa zwischen dem 6. und dem 12. Lebensjahr tendenziell einschätzen. Vor dem 6. Lebensjahr lässt sich erfahrungsgemäß das Reaktionspotenzial noch nicht erkennen. Erst wenn das Kind selbst den Erwachsenenfragebogen ausfüllen kann, ist die in Kapitel 3 angeregte Gegenüberstellung mit dem Profil der Eltern sinnvoll möglich.

Im Übrigen gelten sinngemäß die Anleitungen zum Ausfüllen von Seite 106.

Frage 1: Wann und wo fühlt sich Ihr Kind besonders wohl?

In eher ruhiger, gemütlicher Umgebung, am liebsten in der Gesellschaft seiner vertrauten Bezugspersonen. ○

Überall, wo es lebhaft zugeht und gelacht wird, z. B. bei Gesellschaftsspielen. In ästhetisch schöner Umgebung. ○

Wenn viel Trubel im Haus ist, wenn es aktiv mitarbeiten kann, z. B., wenn ein Zimmer umgeräumt wird oder wenn Handwerker im Haus sind. ○

Frage 2: Wie reagiert Ihr Kind auf Kritik?

Aggressiv, es versucht, andere zu beschuldigen. ○

Unaufmerksam oder schnell verunsichert. ○

Entmutigt oder traurig. Lässt sich bereitwillig zeigen, wie man es besser machen könnte. ○

Frage 3: Welches Antriebsverhalten zeigt Ihr Kind?

Springt schnell an, weil alles Neue interessant ist. ○

Ist schwer in Gang zu bringen, braucht Anschub. ○

Springt an, wenn es herausgefordert wird. ○

Frage 4: Wie ist der Bewegungsdrang Ihres Kindes?

Groß. Es ist fast immer in Bewegung, schwer zur Ruhe zu bringen. ○

Gering. Es neigt zur Bequemlichkeit, bewegt sich nur, wenn es sich »lohnt«. Aber wenn in Bewegung, dann ausdauernd. ○

Es muss sich austoben können, es ist beim Sport ehrgeizig. ○

Frage 5: Wie lässt sich die Auffassungsgabe Ihres Kindes beschreiben?

Gut, falls am Thema interessiert. Fragt nach. ○

Langsam. Braucht mehrere Anläufe, bis es etwas vollkommen begriffen hat. Dann sitzt das aber auch. ○

Reagiert und versteht schnell. Vergisst aber auch schnell wieder. ○

Frage 6: Wie reagiert Ihr Kind, wenn es neu in eine Gruppe kommt?

Erst schüchtern. Sucht sich Gesellschaft. Redet dann viel. ○

Bleibt am Rand sitzen, beobachtet, sagt vorerst gar nichts. ○

Keine Berührungsängste. Selbstbewusst. Gibt bald den Ton an. ○

Frage 7: Wie verhält sich Ihr Kind im Streit mit anderen Kindern?

Wird ängstlich. Lenkt ab. Versucht sich herauszureden. ○

Sucht aktiv die Auseinandersetzung. ○

Es hält sich raus oder geht in Verhandlung, macht ein Angebot. ○

Frage 8: Was ist meistens der Grund dafür, wenn Ihrem Kind ein kleines Missgeschick passiert? (zerbricht z. B. Geschirr, lässt Milch überkochen)

Es wollte zu viel auf einmal, war zu ehrgeizig. Der Tellerstapel war zu schwer und fiel ihm aus der Hand. ○

Es war zu langsam und verträumt, reagierte nicht schnell genug. Es sah zu, wie die Milch immer höher stieg und versuchte zu spät, den Topf auf dem Herd zur Seite zu schieben. ○

Es war nicht richtig bei der Sache, weil es gleichzeitig mit etwas anderem beschäftigt war. ○

Frage 9: Wie ist das Essverhalten Ihres Kindes?

Isst morgens noch wenig, sonst aber normale Portionen. Nimmt sehr leicht zu. ○

Isst eher kleine Portionen. Sein Appetit ist sehr schwankend. Wenn erschöpft, hat es keinen Appetit. Wenn es sehr beschäftigt ist mit einer Sache, vergisst es das Essen ganz. ○

Isst reelle Portionen. Bei Hunger muss sofort etwas auf den Tisch kommen, sonst wird es aggressiv. ○

Frage 10: Was loben andere am häufigsten an Ihrem Kind?

Es weiß genau, was es will. ○

Es begreift sehr schnell. ○

Es ist freundlich, man kann es gut um sich haben. ○

Frage 11: Wie reagiert Ihr Kind, wenn etwas nicht nach seinem Kopf geht?

Es reagiert trotzig, besteht lautstark auf seiner Forderung. ○

Man kann es mit anderen Möglichkeiten ablenken. ○

Es guckt vorwurfsvoll, sagt nicht viel, gibt nach. ○

Frage 12: Was braucht Ihr Kind, wenn es krank ist?

Ruhe, teilnahmsvolles Fragen. ○

Geborgenheit und Wärme, keine Hektik. ○

»Behandlung« – es muss etwas geschehen: Umschläge etc. ○

Frage 13: Wie reagiert Ihr Kind in allgemeinen Stresssituationen? (z. B. Umzug, Stromausfall)

Übernimmt schnell die Unruhe aus der Umgebung und wird sie nur langsam wieder los. ○

Zieht sich zurück und wartet ab. ○

Wehrt sich gegen Stress, indem es Gegenaktionen setzt, z. B. protestiert oder Lärm macht. ○

Frage 14: Wie geht Ihr Kind mit Angst um?

Sucht Ausgleich durch Essen. ○

Braucht jemanden zum Reden. ○

Macht sich selbst Mut. ○

Frage 15: Wie geht Ihr Kind mit Niederlagen um?

Bezieht alles auf sich, ist sehr betrübt. ○

Zieht sich zurück, versucht später einen neuen Anfang. ○

Sucht die Schuld bei anderen. ○

Frage 16: Wie reagiert Ihr Kind auf Erfolg?

Zeigt Stolz. ○

Entspannt sich, freut sich. ○

Genießt, lässt sich belohnen. ○

Frage 17: Wie reagiert Ihr Kind auf örtliche Veränderungen? (z. B. neuer Wohnort, andere Schule)

Hat Heimweh, findet aber schnell Freunde. ○

Freut sich, Neues erkunden zu können. ○

Braucht Zeit, um sich einzufinden. ○

Auswertung des Kinderfragebogens

Übertragen Sie Ihre Antworten für Ihr Kind in diesen Auswertungsbogen und errechnen Sie anschließend die Summe Ihres Kindes pro Reaktionstyp.

Frage	GELB	ROT	BLAU
1.			
2.			
3.			
4.			
5.			
6.			
7.			
8.			
9.			
10.			
11.			
12.			
13.			
14.			
15.			
16.			
17.			
Summe			

Tabelle zur Ermittlung Ihrer aktuellen Reharmony®-Mischung

Summe			Mischung
GELB	ROT	BLAU	
0	0	17	**C**
0	1	16	**C**
0	2	15	**C**
0	3	14	**C**
0	4	13	**C**
0	5	12	**C**
0	6	11	**C**
0	7	10	**C**
0	8	9	**BC**
0	9	8	**BC**
0	10	7	**B**
0	11	6	**B**
0	12	5	**B**
0	13	4	**B**
0	14	3	**B**
0	15	2	**B**
0	16	1	**B**
0	17	0	**B**
1	0	16	**C**
1	1	15	**C**
1	2	14	**C**
1	3	13	**C**
1	4	12	**C**
1	5	11	**C**
1	6	10	**C**
1	7	9	**C**
1	8	8	**BC**
1	9	7	**B**
1	10	6	**B**
1	11	5	**B**
1	12	4	**B**
1	13	3	**B**
1	14	2	**B**
1	15	1	**B**
1	16	0	**B**
2	0	15	**C**
2	1	14	**C**
2	2	13	**C**
2	3	12	**C**
2	4	11	**C**
2	5	10	**C**
2	6	9	**C**
2	7	8	**BC**
2	8	7	**BC**
2	9	6	**B**
2	10	5	**B**
2	11	4	**B**
2	12	3	**B**
2	13	2	**B**
2	14	1	**B**
2	15	0	**B**
3	0	14	**C**
3	1	13	**C**
3	2	12	**C**
3	3	11	**C**
3	4	10	**C**
3	5	9	**C**
3	6	8	**C**
3	7	7	**BC**
3	8	6	**B**
3	9	5	**B**
3	10	4	**B**
3	11	3	**B**
3	12	2	**B**
3	13	1	**B**
3	14	0	**B**
4	0	13	**C**
4	1	12	**C**
4	2	11	**C**
4	3	10	**C**
4	4	9	**C**
4	5	8	**C**
4	6	7	**BC**
4	7	6	**BC**
4	8	5	**B**
4	9	4	**B**
4	10	3	**B**
4	11	2	**B**
4	12	1	**B**
4	13	0	**B**
5	0	12	**C**
5	1	11	**C**
5	2	10	**C**
5	3	9	**C**
5	4	8	**C**
5	5	7	**C**
5	6	6	**BC**
5	7	5	**B**
5	8	4	**B**
5	9	3	**B**

Summe			Mischung
GELB	ROT	BLAU	
5	10	2	**B**
5	11	1	**B**
5	12	0	**B**
6	0	11	**B**
6	1	10	**C**
6	2	9	**C**
6	3	8	**C**
6	4	7	**AC**
6	5	6	**AC**
6	6	5	**AB**
6	7	4	**AB**
6	8	3	**B**
6	9	2	**B**
6	10	1	**B**
6	11	0	**B**
7	0	10	**C**
7	1	9	**C**
7	2	8	**AC**
7	3	7	**AC**
7	4	6	**AC**
7	5	5	**A**
7	6	4	**AB**
7	7	3	**AB**
7	8	2	**AB**
7	9	1	**B**
7	10	0	**B**
8	0	9	**AC**
8	1	8	**AC**
8	2	7	**AC**
8	3	6	**A**
8	4	5	**A**
8	5	4	**A**
8	6	3	**A**
8	7	2	**AB**
8	8	1	**AB**
8	9	0	**AB**
9	0	8	**AC**
9	1	7	**A**
9	2	6	**A**
9	3	5	**A**
9	4	4	**A**
9	5	3	**A**
9	6	2	**A**
9	7	1	**A**
9	8	0	**AB**
10	0	7	**A**
10	1	6	**A**
10	2	5	**A**
10	3	4	**A**
10	4	3	**A**
10	5	2	**A**
10	6	1	**A**
10	7	0	**A**
11	0	6	**A**
11	1	5	**A**
11	2	4	**A**
11	3	3	**A**
11	4	2	**A**
11	5	1	**A**
11	6	0	**A**
12	0	5	**A**
12	1	4	**A**
12	2	3	**A**
12	3	2	**A**
12	4	1	**A**
12	5	0	**A**
13	0	4	**A**
13	1	3	**A**
13	2	2	**A**
13	3	1	**A**
13	4	0	**A**
14	0	3	**A**
14	1	2	**A**
14	2	1	**A**
14	3	0	**A**
15	0	2	**A**
15	1	1	**A**
15	2	0	**A**
16	0	1	**A**
16	1	0	**A**
17	0	0	**A**

Auswahl der Reharmony®-Mischung:

Mischung	Reharmony® Mechthild Scheffer
A	**Gelb**
B	**Rot**
C	**Blau**
AB	**Orange**
AC	**Grün**
BC	**Violett**

Verwendete und empfohlene Literatur

Burang, Theodor: *Tibetische Heilkunde.* Origo Verlag, Bern

Chopra, Deepak: *Die Körperseele. Grundlagen und praktische Übungen der Ayurveda-Medizin*. Droemer Knaur Verlag, München

Frawley, David: *Vom Geist des Ayurveda. Therapien für den Geist, Yogische ganzheitliche Medizin und ayurvedische Psychologie.* Windpferd Verlag, Oberstdorf

Huter, Carl/Aerni, Fritz (Hg.): *Menschenkenntnis durch Körper-, Lebens-, Seelen- und Gesichtsausdruckskunde auf neuen wissenschaftlichen Grundlagen.* Carl-Huter-Verlag, Waldshut-Tiengen

Mattausch, Jutta: *Ayurveda. Ayurveda-Handbuch der Energietypen. Die Grundlagen des Ayurveda.* Windpferd Verlag, Oberstdorf

Scherer, Dieter: *Das große Ayurveda Buch. Gesundheit – im Einklang unserer Energien.* Irisiana Verlag, München

Schrott, Ernst: *Ayurveda. Das Geheimnis Ihres Typs. Entschlüsseln Sie Ihre Wesensart und bringen Sie Körper und Geist zur vollen Entfaltung.* Goldmann Verlag, München

Literatur zur Original Bachblütentherapie

Standardwerke

Mechthild Scheffer: *Die Original Bachblütentherapie. Das gesamte theoretische und praktische Bachblütenwissen.* Irisiana-Verlag, München

Der seit 1981 bewährte Klassiker *Original Bachblütentherapie. Theorie und Praxis* mit der ausführlichsten Beschreibung der 38 Bachblüten wurden hier von Mechthild Scheffer entscheidend erweitert, bereichert und ergänzt. Das vorliegende Standardwerk für Anwender, Lehrende und Behandler enthält in seinem völlig neuen Praxisteil:

- 127 Entscheidungshilfen zwischen zwei Bachblüten
- Alles Wissenswerte über die Notfalltropfen
- Schritt-für-Schritt-Anweisung zur Zusammenstellung einer Bachblüten-Mischung für sich selbst und andere
- Fragebögen zur Selbsteinschätzung für Erwachsene, Eltern und Kinder sowie Tierhalter und Tier.
- Farbfotos und Energiebilder aller 38 Bachblüten

(Empfehlung)

Das Standardwerk als Hörbuch

Mechthild Scheffer: *Die Original Bachblütentherapie. Theorie und Praxis.* Aurinia Verlag, Hamburg

Enthält das geistige Konzept der Bachblütentherapie sowie die ausführliche Erklärung der 38 Bachblüten. In der Einführung berichtet Mechthild Scheffer persönlich, wie sie zur Bachblütentherapie kam und wie diese von ihr weiterentwickelt wurde. Aus ihrer mehr als dreißigjährigen Praxis gibt sie Hinweise zur Auswahl der passenden Bachblüten sowie zur praktischen Anwendung.

Mechthild Scheffer: *Bachblütentherapie. Das Lehrbuch für die therapeutische Praxis.* Elsevier-Verlag, München

Das Fachbuch vermittelt die Bachblütentherapie vollständig, authentisch und umfassend. Es bietet praxisgerecht strukturierte

Mittelbilder mit fundierten Informationen zu Indikationen, Diagnostik und Therapie. Einsatzmöglichkeiten und Fallbeispiele aus verschiedenen medizinischen Fachgebieten werden aufgezeigt. Mit hilfreichem Material für die Praxis wie Fragebögen, differenzialdiagnostischer Übersichtstabelle und Patienteninformationen.

Ergänzung zu den Standardwerken

Mechthild Scheffer: *Bachblüten als Wegbegleiter. Entfalte deine Seelenstärke*. Irisiana Verlag, München
In jeder Lebenssituation können wir Bachblüten nutzen, unsere Potenziale zu entwickeln und die Entfaltung unseres Lebensplans aktiv zu unterstützen. Mechthild Scheffer präsentiert hier das komplette Material für diesen neuen positiven Ansatz: die Potenziale der 38 Blüten, welches „geistige Missverständnis" das Potenzial jeweils blockiert und wie die bewusste Erkenntnis die Bachblüten-Einnahme unterstützt. Die 38 Verhaltensmuster der menschlichen Natur werden in Darstellungen aus der bildenden Kunst anschaulich und präzise dargestellt.
(Empfehlung)

Edward Bach: *Blumen, die durch die Seele heilen.* Ullstein-Verlag, Berlin
Enthält u.a. die einzigen von Bach autorisierten Fassungen seiner Hauptwerke »Die zwölf Heiler« und »Heile dich selbst« sowie weitere Bach-Schriften, ausgewählt und zusammengestellt von Mechthild Scheffer.

Zum Schnuppern

Mechthild Scheffer: *Die Original Bachblütentherapie für Einsteiger. Die Blüten – Die Anwendung – Die Wirkung.* Irisiana Verlag, München
Besonders für Menschen, die erstmalig mit der Bachblütentherapie als Betroffene, Patienten oder Interessenten in Kontakt kommen und nun Fragen haben.

- Die wichtigsten Fragen und Antworten für Einsteiger
- Fragebogen zur Selbstbestimmung einer Bachblüten-Mischung
- Rezeptbausteine für individuelle Bachblüten-Mischungen
- Special zur Notfallmischung
- Hinweise zur richtigen Anwendung bei Kindern
- Bachblüten-Hilfe für Ihr Haustier

(Empfehlung)

Scheffer, Mechthild: *Die Original Bach-Blütentherapie. Das Kartenset zum einfachen Einstieg.* Irisiana Verlag, München
Mechthild Scheffer präsentiert in diesem Set die Grundlagen der Original Bachblütentherapie im handlichen Kartenformat. Jede einzelne Karte zeigt auf der Vorderseite ein Farbfoto einer Blüte und ihre Kraftformel; die Rückseiten geben einen Kurzüberblick über den blockierten Zustand und die positiven Entwicklungsmöglichkeiten. So lässt sich die Bachblütentherapie schnell und unkompliziert erlernen und anwenden.

Scheffer, Mechthild: *Die Original Bach-Blütentherapie. Der schnelle Einstieg.* Irisiana Verlag, München
Die Broschüre mit der Kurzbeschreibung der 38 Bachblüten und ihrer Anwendung hat sich für den eigenen schnellen Überblick, zur Abgabe in der Praxis und zum Verschenken sehr bewährt.

Zur Vertiefung

Mechthild Scheffer: *Bach-Blüten-Selbsthilfe in Krisensituationen.* Knaur MensSana Verlag, München
Ob Liebeskummer, Stress, Beziehungsprobleme oder Prüfungsangst – Mechthild Scheffer zeigt anhand von 50 Praxisbeispielen typischer Krisensituationen, mit welchen Bachblüten-Mustern häufig reagiert wird und wie der erste Bachblüten-Schritt in Richtung Krisenbewältigung aussieht. Ein Praxiskonzept für alle, die die Bachblüten selbst anwenden oder andere in Krisensituationen beraten. Mit Rezeptbausteinen für persönliche Krisenmischungen.

Mechthild Scheffer, Wolf-Dieter Storl: *Die Seelenpflanzen des Edward Bach. Neue Einsichten in die Bachblütentherapie.* Aurum Verlag, Bielefeld
Dieses einzigartige Buch der Bachblüten-Expertin Mechthild Scheffer und des renommierten Ethno-Botanikers Dr. Wolf-Dieter Storl eröffnet dem Leser ein größeres und tieferes Verständnis der 38 Bachblüten. Die Wirkung jeder Pflanze in der Bachblütentherapie wird um ihre botanische, heilkundliche und kulturelle Bedeutung ergänzt. So wird das große Bild einer Heiltradition deutlich, deren Wurzeln weitaus älter sind als die Bachblütentherapie selbst. Mit zahlreichen Abbildungen.

Scheffer, Mechthild: *Die Original Bach-Blüten. Finden, bestimmen und anwenden.* Franck Kosmos Verlag, Stuttgart
Die Bachblüten auch als Pflanzen gut zu kennen, hilft, ihre Wirkung besser zu verstehen. Dieser einzige botanische Naturführer zum Thema bietet die Grundlagen, die 38 Bachblüten-Pflanzen an ihrem natürlichen Standort finden und sicher bestimmen zu können. Mit zahlreichen Fotos der 38 Bachblüten. (Bezugsquellennachweis auf Anfrage bei der Autorin)

Über die Autorin

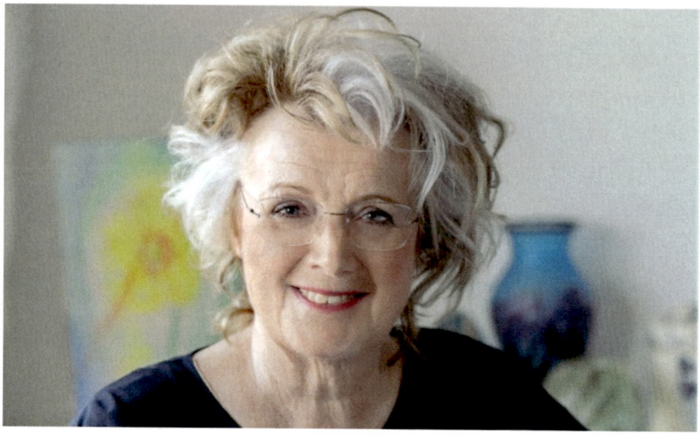

Mechthild Scheffer ist eine der großen Persönlichkeiten in der Welt ganzheitlicher Heilung. Als Wegbereiterin und Pionierin der Bachblütentherapie brachte sie 1981 das Werk von Dr. Edward Bach in den deutschen Sprachraum und führte es in mehr als 30 Jahren zu seiner jetzigen eindrucksvollen Entfaltung.

Jahrzehntelang fungierte Mechthild Scheffer als Repräsentantin des englischen Bach Centres in den deutschsprachigen Ländern. Mechthild Scheffers langjährige Praxis- und Forschungstätigkeit fand ihren Niederschlag in 16 Büchern und diversen anderen Veröffentlichungen. Einige ihrer Bücher gelten als Grundlagenwerke der Original Bachblütentherapie und wurden in viele Sprachen übersetzt.

Mechthild Scheffer entwickelte das weltweit erste Ausbildungsprogramm in der Original Bachblütentherapie und gründete die *Institute für Bachblütentherapie, Forschung und Lehre* in Hamburg, Wien und Zürich.

Aktuell engagiert sich Mechthild Scheffer für die Integration der Bach'schen Erkenntnisse in andere geeignete Therapieansätze und Initiativen zur psychosozialen Gesundheitsvorsorge.

Mit dem von ihr neu entwickelten Ansatz der Bachblüten-Harmonisierung nach Reaktionstyp (Reharmony®) beschreibt Mechthild Scheffer 2009 erstmals die energetische Basis der Bachblütentherapie. Dies erleichtert und vereinfacht für viele Anwender den Einstieg und die Nutzung des Bachblüten-Systems.

Adressen

Bezug der Reharmony-Mischungen

Aktuelle Informationen zum Bezug der Reharmony-Mischungen finden Sie im Internet unter www.reharmony.org.

Mechthild Scheffer
Institut für Bach-Blütentherapie
Forschung und Lehre
Pfeilgasse 29/14
1080 Wien

info@bach-bluetentherapie.com
www.bach-bluetentherapie.com

MIX
Papier | Fördert gute Waldnutzung
FSC® C083411

Zeitfracht Medien GmbH
Ferdinand-Jühlke-Straße 7
99095 Erfurt, Deutschland
produktsicherheit@kolibri360.de

Druck:
CPI Druckdienstleistungen GmbH
im Auftrag der
Zeitfracht Medien GmbH
Ein Unternehmen der Zeitfracht - Gruppe
Ferdinand-Jühlke-Str. 7
99095 Erfurt